国家卫生健康委员会"十四五"规划教材

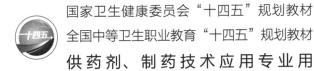

全国中等卫生职业教育"十四五"规划教材

供药剂、制药技术应用专业用

U0292826

药事法规

第 2 版

主　编　吴　薇

副主编　田　洋　罗春元

编　者（按姓氏笔画排序）

王　蕾（山东省济宁卫生学校）

田　洋（本溪市化学工业学校）

李春雨（山东省青岛卫生学校）

吴　薇（山东省青岛卫生学校）

陈韵鸿（东莞职业技术学院）

罗春元（海南卫生健康职业学院）

高彩梅（黑龙江护理高等专科学校）

曾伟川（重庆市医药卫生学校）

曾国治（广东省新兴中药学校）

人民卫生出版社

·北京·

图书在版编目（CIP）数据

药事法规 / 吴薇主编. —2 版. —北京：人民卫
生出版社，2022.7（2024.4 重印）
ISBN 978-7-117-33177-7

Ⅰ.①药⋯ Ⅱ.①吴⋯ Ⅲ.①药事法规—中国—医学
院校—教材 Ⅳ.①R951

中国版本图书馆 CIP 数据核字（2022）第 102079 号

人卫智网	www.ipmph.com	医学教育、学术、考试、健康， 购书智慧智能综合服务平台
人卫官网	www.pmph.com	人卫官方资讯发布平台

药 事 法 规
Yaoshi Fagui
第 2 版

主　　编：吴　薇
出版发行：人民卫生出版社（中继线 010-59780011）
地　　址：北京市朝阳区潘家园南里 19 号
邮　　编：100021
E - mail：pmph @ pmph.com
购书热线：010-59787592　010-59787584　010-65264830
印　　刷：河北宝昌佳彩印刷有限公司
经　　销：新华书店
开　　本：850×1168　1/16　印张：13.5　插页：1
字　　数：256 千字
版　　次：2015 年 6 月第 1 版　　2022 年 7 月第 2 版
印　　次：2024 年 4 月第 5 次印刷
标准书号：ISBN 978-7-117-33177-7
定　　价：39.00 元

打击盗版举报电话：010-59787491　E-mail：WQ @ pmph.com
质量问题联系电话：010-59787234　E-mail：zhiliang @ pmph.com
数字融合服务电话：4001118166　　E-mail：zengzhi @ pmph.com

出版说明

为全面贯彻党的十九大和全国职业教育大会会议精神，落实《国家职业教育改革实施方案》《国务院办公厅关于加快医学教育创新发展的指导意见》等文件精神，更好地服务于现代卫生职业教育快速发展，满足卫生事业改革发展对医药卫生职业人才的需求，人民卫生出版社在全国卫生职业教育教学指导委员会的指导下，经过广泛的调研论证，全面启动了全国中等卫生职业教育药剂、制药技术应用专业第二轮规划教材的修订工作。

本轮教材围绕人才培养目标，遵循卫生职业教育教学规律，符合中等职业学校学生的认知特点，实现知识、能力和正确价值观培养的有机结合，体现中等卫生职业教育教学改革的先进理念，适应专业建设、课程建设、教学模式与方法改革创新等方面的需要，激发学生的学习兴趣和创新潜能。

本轮教材具有以下特点：

1. 坚持传承与创新，强化教材先进性　教材修订继续坚持"三基""五性""三特定"原则，基本知识与理论以"必需、够用"为度，强调基本技能的培养；同时适应中等卫生职业教育的需要，吸收行业发展的新知识、新技术、新方法，反映学科的新进展，对接职业标准和岗位要求，丰富实践教学内容，保证教材的先进性。

2. 坚持立德树人，突出课程思政　本套教材按照《习近平新时代中国特色社会主义思想进课程教材指南》要求，坚持立德树人、德技并修、育训结合，坚持正确价值导向，突出体现卫生职业教育领域课程思政的实践成果，培养学生的劳模精神、劳动精神、工匠精神，将中华优秀传统文化、革命文化、社会主义先进文化有机融入教材，发挥教材启智增慧的作用，引导学生刻苦学习、全面发展。

3. 依据教学标准，强调教学实用性　本套教材依据专业教学标准，以人才培养目标为导向，以职业技能培养为根本，设置了"学习目标""情境导入""知识链接""案例分析""思考题"等模块，更加符合中等职业学校学生的学习习惯，有利于学生建立对工作岗位的认识，体现中等卫生职业教育的特色，将专业精神、职业精神和工匠精神融入教材内容，充分体现教材的实用性。

4. 坚持理论与实践相结合，推进纸数融合建设　本套教材融传授知识、培养能力、提高素质为一体，重视培养学生的创新、获取信息及终身学习的能力，突出教材的实践性。在修订完善纸质教材内容的同时，同步建设了多样化的数字化教学资源，通过在纸质教材中添加二维码的方式，"无缝隙"地链接视频、微课、图片、PPT、自测题及文档等富媒体资源，激发学生的学习热情，满足学生自主性的学习要求。

众多教学经验丰富的专家教授以严谨负责的态度参与了本套教材的修订工作，各参编院校对编写工作的顺利开展给予了大力支持，在此对相关单位与各位编者表示诚挚的感谢！教材出版后，各位教师、学生在使用过程中，如发现问题请反馈给我们（renweiyaoxue@163.com），以便及时更正和修订完善。

人民卫生出版社

2022 年 4 月

前 言

《药事法规》（第2版）是由人民卫生出版社组织编写的全国中等卫生职业教育"十四五"规划教材，供中等职业教育层次的药剂、制药技术应用专业用，也可供药品营销、药品物流等专业学生使用。本教材全面贯彻习近平总书记对职业教育作出的重要指示，强调职业教育是与普通教育具有同等重要地位的教育类型，是国民教育体系和人力资源开发的重要组成部分，是培养多样化人才、传承技术技能、促进就业创业的重要途径。

国家大力发展职业教育，推进职业教育改革，提高职业教育质量，增强职业教育适应性，优化职业教育类型定位，深化产教融合、校企合作，深化"三教"改革，加快构建现代职业教育体系，培养更多高素质技术技能人才。

依据国家中等职业教育药学类专业教学标准，药事法规是药学专业的核心课程，对学生的职业素养的要求是具有良好的职业道德，能自觉遵守医药行业的法规规范和企业规章制度。本版教材突出药事法规的时效性，以2019年版《中华人民共和国药品管理法》（简称《药品管理法》）为核心、各现行药事法规为主线，保证药品和药学服务质量为重点，培养学生的岗位技能和崇高的职业道德，使其成为"德智体美劳"全面发展的高素质劳动者与技能型人才。

中职学生毕业后的选择呈现多样化，本版教材兼顾学生的就业和升学，与相关国家职业资格鉴定、国家执业药师资格考试相衔接；完善"文化素质+职业技能"，同时注重课程思政教育，将其融入课堂教学、技能培养、实习实训等环节。本版教材延续了上一版教材中的药事组织、药学技术人员、药品监督管理、特殊管理药品、中药，以及药品的信息、生产、经营、使用等内容，增加了药学职业道德、医疗器械管理、保健食品和化妆品的管理等相关内容。在学生就业的三大方向——药品生产、经营、使用的相关章节增加了实训内容，为学生今后走上社会奠定了坚实的基础。文中重点内容采用双色印刷，重点突出，有助于学生在学习过程中思路清晰。选择题改为以数字形式出现，每一章节的知识梳理以微课的形式由各位编写老师进行讲解，丰富了教材内容和学习形式。整本教材在结构安排上体现了基础性、通用性；在教学设计上体现了趣味性、应用性；在学生主体上体现了职业性、主动性；在德育教育与课堂内容上体现了协调统一性。

本教材树立了科学的职业教育理念，准确把握了职业教育是特色鲜明的类型教育、培养能力的实践教育、面向市场的就业教育，层次分明、衔接紧密、结构合理。

本教材由具有丰富教学经验的药学专业老师编写，编写过程中反复斟酌、校验教材内容，做到准确、实用、新颖，各位编委老师付出了大量的心血和努力，在此对各位编委老师及其所在学校的支持表示衷心的感谢。

由于编者水平有限，编写时间仓促，而且我国的药事体制处于改革调整优化期，有关的法律法规仍在不断地进行修订，教材内容难免有不足之处，恳请使用本教材的老师、学生及各位读者批评指正。

吴 薇

2022年3月

目 录

第一章
绪 论

学习目标

知识目标

- 掌握 药事、药事管理、药事法规的概念，药事管理的目的，《药品管理法》的立法目的。
- 熟悉 我国药事管理特点，药事法规的渊源、法律效力层次与法律责任的类型、《药品管理法》的主要内容。
- 了解 药事体系的职能，我国药事管理的发展。

技能目标

- 学会查阅与药品相关的法律法规，并运用法律法规分析在药品生产、经营、使用过程中出现的问题，提高人际沟通能力。

德育目标

- 树立药学事业中基本的法律法规意识，以及团结协作的精神。

情境导入

情境描述：

　　小明从某卫生职业学校药剂专业毕业后，成为了一名药店营业员。某天有一名顾客来到药店的处方药销售柜台前，要买头孢克肟胶囊，小明问他有没有医师开的处方，顾客说没有，小明拒绝销售。顾客很生气，和小明争吵起来。小明这么做对吗？如果是你，会如何解决？

学前导语：

　　药品是一种特殊的商品，其与一般商品最大的不同是药品直接关系到人体健康和生命安全，所以世界各国对有关药品的各项活动均制定了相应的法规制度进行严格管理。同学们在学习本课程的过程中，不仅要知法、懂法、守法，为工作后依法从事药事活动打下良好基础，还要提升人际沟通能力，才能更好地提升职业素养。

第一节　药事管理概述

一、药事

（一）药事的概念

药事（pharmaceutical affair），即药学事业的简称，源于我国古代医药管理用语，药事一词是目前我国药学界的常用词，如药事管理、药事法规、药事组织等。

根据我国药品管理法律法规的相关规定，药事是指与药品的安全、有效、经济、适当使用相关的药品研究与开发、制造、采购、储藏、营销、运输、交易中介、服务、使用等活动，包括与药品价格、药品储备、医疗保险有关的活动。药事的具体含义会根据国家有关药品管理的法规、政策、规范、准则等的变化而发生变化。

药事主要包括药物研究、药品生产、药品经营、药品检验、药品价格、药品广告、药品使用、药品管理、药学教育等内容。与药事相关的还有药事组织、药事管理、药事法规、相关杂志等。

（二）药事体系的职能

药事体系中的各个部门和行业既相对独立，又密切联系，互相影响，互相促进，为药学事业服务。药事体系的基本职能有以下三点。

1. 为药学事业的发展培养药学人才。

2. 为人们防治疾病提供安全、有效、经济、适当的药品。

3. 为消费者提供用药咨询服务，指导合理用药。

二、药事管理

（一）药事管理的概念

药事管理是药事主体依法对药学事业的综合管理，是运用管理学、法学、社会学、经济学的理论和方法对药事活动进行研究，总结其规律，并用以指导药学事业健康发展的社会活动。

知识链接 ....

我国的药事起源

我国古代史书《大唐六典》（卷十一）中记载："北齐门下省统尚药局，有典塑二人，侍御师四人，尚药监四人，惣御药之事。"由此可见，早在南北朝时期（420—589年），医药管理已有明确的分工。

药事一词，反映了当时政府尚药局主管的与药品供应、保管、使用药品有关的事项。

唐朝颁布的《新修本草》是世界上最早的一部国家级药典，比欧洲最早的《弗洛伦斯药典》早八百多年。

（二）药事管理的分类

药事管理包括宏观管理和微观管理两个方面。

宏观的药事管理系指国家依照《中华人民共和国宪法》（简称《宪法》）制定并施行相关法律、法规、规章，为实现国家制定的医药卫生工作的社会目标，对药事进行有效的监督管理的活动。其主要包括药品监督管理、基本药物管理、药品储备管理、药品价格管理、医疗保险用药管理等。

微观的药事管理系指药事组织依法通过施行相关的管理措施，对组织内部施行必要的管理。其主要包括人员管理、财务管理、物资设备管理、药品研发质量管理、药品生产质量管理、药品经营质量管理、药学信息管理、药学服务管理等，其中也包括职业道德范畴的自律性管理。

（三）药事管理的特点

1. 专业性　药事管理的核心是对药品的管理。要做好药品的管理，保证药品的质量，首先必须掌握药学专业的基础理论知识、技术方法及应用等，同时又必须熟悉社会科学的基础理论、专业知识和基本方法，学会运用管理学、法学、社会学、经济学的原理与方法。

2. 政策性　药事管理是依照国家的相关法律法规、行政规章对药学事业进行的综合管理，在管理过程中必须依法行事，做到公平、公正、公开、严谨。

3. 实践性　与药事管理相关的法律法规、方针政策都是从药品研制、生产、经营、使用和管理的实践过程中总结、升华而产生的；反过来，这些法律法规和方针政策又用于指导药事管理的实际工作，在实践中得到检验，并不断改进和发展。

4. 时效性　药事管理的法律法规在实际应用中会根据时代的发展不断被修订、完善和补充。新版法律法规颁布实施后，前一版即时作废，即"新法废旧法"。

（四）药事管理的目的

药事管理是医药卫生事业管理的重要组成部分。药事管理的目的就是保证人民用药安全、有效、经济、适当，不断提高人民的健康水平，不断提高药事组织的经济、社会效益水平，促进社会协调发展。

（五）药事管理的意义

1. 对于国家的意义　保护人民健康是《宪法》赋予国家的责任。国家立法与施行相关法律法规，有助于建立健全基本医疗卫生制度，让人人享有基本医疗卫生服务。而药品供应保障体系是基本医疗卫生制度的重要组成部分，因此，药事管理工作在医药卫生事业管理中占有非常重要的地位。

2. 对于药事组织的意义　我国已加入世界贸易组织（World Trade Organization，WTO）多年，药品的进出口贸易日益增多，经济全球化中的药业竞争已十分激烈。药企之间的竞争逐渐转移为药品质量和质量管理的竞争，研制新药的竞争，药学服务的竞争，药业道德秩序的竞争。要提高医药经济的竞争力，必须强化药事管理。国家制定的一系列有关药事的法律法规，为药事组织内部的严格管理提供了法律依据，有利于促进我国医药产业健康发展，保证药品质量，增强经济效益和社会效益，同时扩大其在国际上的竞争力。

3. 对于公众的意义　药事管理有利于保证人民用药的安全、有效、经济、适当，维护人民健康。药品是特殊的商品，具有两重性，既可以防治疾病，又有不同程度的毒副作用。只有加强管理，合理经营、使用，才能保障人民健康。国家通过制定药事管理相关的法律法规对药事活动施行管理，体现国家和政府对人民健康利益的关心，也是国家法制化建设的一个重要方面。

第二节 药事法规概述

一、药事法规的概念

药事法规是指由国家制定或认可，以维护人体生命健康为目的，并由国家强制力保证实施的调整与药事活动相关的行为及社会关系的一系列法律规范的总称。药事法规是广义的概念，它既包括《中华人民共和国宪法》（简称《宪法》）、《中华人民共和国刑法》（简称《刑法》）、《中华人民共和国民法典》（简称《民法典》）和行政法律中用于调整药事领域的法律规范，也包括药事管理法律、药事管理行政法规、地方性药事管理法规以及药事管理规章、药事管理决定和办法等；既是各药事组织和个人必须严格遵守和执行的行为规范，也是各级药品监督管理部门实施药事管理的法定依据。

二、药事管理与法规的发展与渊源

（一）我国药事管理的历史与发展

我国的药学事业是中华民族经过长期的生产和社会实践，在不断地与疾病作斗争中产生和发展起来的。而发展成现代规模的药学事业，形成现代的药事管理水平，则主要是中华人民共和国成立后做到的。

中华人民共和国成立后，党和人民政府建立了与社会主义制度相适应的药事管理体制、机构，制定了相应的法规、制度，配备干部，全国发展制药业，扶持中医中药，加速培养高、中级药学人员等，在短短数年内取得了显著成效，为今后药学事业的发展奠定了坚实的基础。1949年10月1日设立了中央人民政府卫生部（1954年更名为中华人民共和国卫生部，简称卫生部），由卫生部统一领导管理药政，药检，药品生产、经营、使用，药物科研和药学教育。1950年，卫生部设立了药典编纂委员会，编纂、颁布了《中华人民共和国药典》（1953年版）。

自1952年开始国家对药事管理体制进行调整，先后将药品生产企业管理划归中华人民共和国化学工业部领导，医药商业、中药材经营划归中华人民共和国商业部领导，这一时期，省、自治区、直辖市及下辖的药事管理机构基本上已建立，并开展工作。

1955年以来，陆续成立了南京药学院、沈阳药学院，并在北京医学院、上海第一医学院、四川医学院成立了药学系，中等药科学校有重庆药剂士学校、江西南昌药剂士学校、南京药剂士学校等，充分体现了国家对药学事业的重视。

1978年以来，我国的药学事业进入了高速发展阶段。1984年9月20日第六届全国人民代表大会常务委员会第七次会议通过了《中华人民共和国药品管理法》（简称《药品管理法》），自1985年7月1日起施行。这是我国第一部全面的、综合性的药品管理法律，具有划时代的意义。为适应社会主义市场经济发展需求，我国积极探索药品管理体制改革，1998年4月，中华人民共和国国务院（简称国务院）组建了国家药品监督管理局，为国务院直属机构，整合了多个部门与药品监管有关的职能，主要负责药品研究、生产、流通、使用全过程的监督管理。2003年3月，国务院组建国家食品药品监督管理局，在承担国家药品监督管理局原有职能的同时，负责对食品、保健品、化妆品安全管理的综合监督和组织协调，依法组织开展对重大事故的查处。2008年3月，国家食品药品监督管理局划归卫生部管理，为其直属机构，主要负责食品卫生许可，监管餐饮业、食堂等消费环节的食品安全，监管药品的科研、生产、流通、使用和安全等。2013年3月，国家食品药品监督管理局调整为国家食品药品监督管理总局，成为国务院直属机构，负责药品、保健品、食品、化妆品、医疗器械的生产流通全流程监督管理。2018年3月，国务院根据《中共中央深化党和国家机构改革方案》，组建国家市场监督管理总局，作为国务院直属机构，不再保留国家食品药品监督管理总局、国家工商行政管理总局、国家质量监督检验检疫总局，组建的国家药品监督管理局由国家市场监督管理总局管理，主要负责药品、化妆品、医疗器械的注册并实施监督管理。2019年8月26日，第十三届全国人民代表大会常务委员会第十二次会议通过了修订的《中华人民共和国药品管理法》，并于2019年12月1日起实施，此次《药品管理法》是1984年颁布以来第二次进行系统性、结构性的重大修改，将药品领域改革成果和行之有效的做法上升为法律，为公众健康提供更有力的法治保障。

以《药品管理法》为核心，国务院、国家药品监督管理局、国家卫生健康委员会及相关部委先后制定发布了十多个药事管理行政法规、二十多个药事管理行政规章，各地也制定了相应的药事管理地方性法规，我国药事管理法制化进程进入了新的阶段，并在不断完善中。

（二）药事法规的渊源

法律渊源是法学上的一个术语，包括历史渊源、理论渊源和本质渊源，是法律规范的外在表现形式。我国的法律渊源有《宪法》、法律、行政法规、地方性法规、规章、民族自治法规，以及中国政府承认或加入的国际条约。我国药事法规的渊源有以下几种。

1.《宪法》 《宪法》是国家最根本的法律渊源，由全国人民代表大会制定和修改，具有最高法律地位和效力。《宪法》规定国家需发展医疗卫生事业，发展现代医药和我国传统医药，鼓励和支持农村集体经济组织、国家企业事业组织和街道组织举办各种医疗卫生设施，开展群众性的卫生活动，保护人民健康。

2. 法律　法律是由全国人民代表大会及其常务委员会经一定的立法程序制定的规范性文件，由国家主席签署主席令并公布。法律的地位和效力低于宪法而高于其他法，如《中华人民共和国药品管理法》。

3. 行政法规　行政法规是由最高国家行政机关国务院依照宪法和法律制定的规范性文件的总称。行政法规由总理签署国务院令公布，效力高于地方性法规和规章。如《中华人民共和国药品管理法实施条例》《麻醉药品和精神药品管理条例》《医疗用毒性药品管理办法》《中药品种保护条例》等。

4. 部门规章　部门规章是由国务院所属部、委等职能部门及具有行政职能管理权的机构（如局、办等）发布的决定、命令、规章等规范性文件的总称。如《药品生产质量管理规范》《药品经营质量管理规范》《药品不良反应报告与监测管理办法》《药品召回管理办法》等。

5. 地方性法规　地方性法规是省、自治区、直辖市人民代表大会及其常务委员会根据本行政区域的具体情况和实际需要，在不与《宪法》、法律、行政法规相抵触的前提下，依法制定的在本行政区域内具有法律效力的规范性文件。如山东省人大常委会通过的《山东省药品使用条例》和《山东省禁毒条例》等。

6. 国际条约　国际条约是指我国全国人大常委会、国家主席或国务院同外国缔结的双边、多边协议和其他具有条约、协定性质的文件。在我国同样具有约束力，是当代中国法源之一。如1985年我国加入的《1961年麻醉品单一公约》和《1971年精神药物公约》等。

三、药事法规的法律效力及其适用原则

（一）法律效力

法律效力是指法律的适用范围，也就是法律规范在空间上、时间上和对人的效力问题。

1. 空间效力　空间效力是指法律在什么地方发生效力。由国家制定的法律和经中央机关制定的规范性文件，在全国范围内生效。地方性法规只在本地区内有效。

2. 时间效力　时间效力是指法律何时生效和何时终止，一般遵守三个原则：不溯及既往原则；后法废止前法的原则；法律条文到达时间的原则。

3. 对人的效力　分为属地主义、属人主义和保护主义。①属地主义：不论人的国籍，在哪国领域内就适用哪国法律；②属人主义：人是哪国公民，就适用哪国的法律；③保护主义：不论人的国籍和所在地如何，只要损害了国家的利益，就要受到该国法律的制裁。我国的法律效力以属地主义为主，以属人主义和保护主义为辅。法律效力规定，

在中国境内外的中国公民，在中国领域内的外国人和无国籍人，一律适用我国的法律。

（二）适用原则

药事法规体系中不同效力层次的法律规范在使用过程中适用以下原则。

1. 上位法的效力高于下位法　法律规范按效力等级从高到低的顺序是：《宪法》、法律、行政法规、地方性法规、行政规章。效力等级高的是上位法，等级低的是下位法。当不同等级的法律规范发生冲突时，应选择适用效力等级高的法律规范。

2. 特别法优于一般法　在同一效力等级的法之间，特别规定和一般规定对同一事项规定不一致时，应优先适用特别规定。

3. 新法优于旧法　当新法与旧法对同一事项有不同规定时，新法的效力优于旧法。该原则适用于同一机关制定的法律规范的新旧冲突。

四、法律责任

法律责任是指因违反了法定义务或契约义务，或不当行使法律权利、权力所产生的，由行为人承担的不利后果。法律责任必须由司法机关或者法律授权的国家机关予以追究，法律责任分为民事责任、刑事责任、行政责任、违宪责任。违宪法律责任是指因违反《宪法》而应当依法承担的法律后果。违宪主要有两种情况：一是有关国家机关制定的某一法律、法规或规章与宪法的规定相抵触；二是国家机关、社会组织或公民的某种活动与宪法的规定相抵触。由于《宪法》具有最高的法律地位和效力，因此，违反《宪法》的法律、法规、规章和活动都是无效的。违反药事法规应承担的法律责任主要包括民事责任、刑事责任和行政责任。但这三种形式有时不是单独使用的，对于同一个违法行为，有时需要同时追究多种形式的法律责任。

（一）民事责任

民事责任是指由于违反民事法律、违约或者《民法典》规定所应承担的一种法律责任。包括停止侵害、返还财产、赔偿损失、支付违约金、消除影响、恢复名誉、赔礼道歉等。

（二）刑事责任

刑事责任是指依据国家刑事法律规定，行为人实施刑事法律禁止的行为所必须承担的法律后果。追究刑事责任的是犯罪行为，是否追究刑事责任只能由司法机关依照《刑法》的规定决定。我国《刑法》规定：故意犯罪，应当负刑事责任；过失犯罪，法律有规定的才负刑事责任。

刑事责任包括主刑和附加刑。主刑包括管制、拘役、有期徒刑、无期徒刑、死刑。附加刑包括罚金、剥夺政治权利、没收财产。此外，对于犯罪的外国人，可以独立适用或者附加适用驱逐出境。

（三）行政责任

行政责任是指因违反行政管理法规的规定而应承担的法律责任，分为行政处分和行政处罚。行政处分是指国家机关和企事业单位对其行政系统内部的公务人员违反国家法律、行政管理法规实施的一种惩戒，包括警告、记过、记大过、降级、撤职、开除。行政处罚是指国家特定的行政机关对公民、法人或其他组织违反国家法律、行政管理法规所进行的处罚，包括警告、罚款、没收违法所得、没收非法财物、责令停产停业、暂扣或吊销许可证、暂扣或吊销执照、行政拘留等。

> **课堂问答**
>
> 1. 《中华人民共和国产品质量法》和《中华人民共和国药品管理法》对产品质量的监督管理规定不一致时，优先适用哪部法律？
> 2. 《中华人民共和国药品管理法》和《药品流通监督管理办法》对药品经营行为规定内容不一致时，优先适用哪部法律？
> 3. 《中华人民共和国广告法》和《中华人民共和国药品管理法》对药品广告的管理规定不一致时，优先适用哪部法律？
> 4. 英国阿斯利康公司在中国设立的制药企业要遵守《中华人民共和国药品管理法》吗？

五、《中华人民共和国药品管理法》简介

2019年8月26日，第十三届全国人民代表大会常务委员会第十二次会议通过了第二次修订的《中华人民共和国药品管理法》（简称《药品管理法》），并于2019年12月1日正式实施。

（一）《药品管理法》立法目的

为了加强药品监督管理，保证药品质量，保障公众用药安全和合法权益，保护和促进公众健康，制定本法。

（二）《药品管理法》的适用范围

《药品管理法》的适用范围是在中华人民共和国境内从事药品的研制、生产、经

营、使用和监督管理的单位或者个人。

（三）《药品管理法》的主要内容

现行的《药品管理法》分为十二章，共一百五十五条。第一章总则，第二章药品研制和注册，第三章药品上市许可持有人，第四章药品生产，第五章药品经营，第六章医疗机构药事管理，第七章药品上市后管理，第八章药品价格和广告，第九章药品储备和供应，第十章监督管理，第十一章法律责任，第十二章附则。

第三节　学习药事法规的目的、意义和方法

一、学习药事法规的目的与意义

随着药学事业的发展以及药事法规的建设和完善，药事管理更加规范化、法制化，对药学人员的素质提出了全新的要求。一名合格的药学人员，不仅要掌握药学理论、知识和技能，而且还需要培养崇高的职业道德品质和严谨的法律意识。药事法规课程是一门应用性课程，它对于药学类专业学生具有特殊的社会现实意义。

（一）培养具有综合素质的专业技能人才的需要

对于药学类专业的学生而言，学习药事法规课程可使其熟悉、掌握药品监督管理的法律法规，完善学生的知识结构，增强法律意识，树立依法从事职业活动的观念，提高适应职业的能力，为未来从事药学实践活动打下良好的基础。同时培养学生的思维能力、沟通交流能力、判断和鉴别能力。

（二）维护人民健康权利的需要

学习药事法规知识有助于药学类专业学生对人民健康权有更全面、系统、深刻的认识，促使自己在以后的工作中自觉地遵守药事法规的规定，规范药事行为，以维护人民身体健康和用药的合法权益。

（三）推动医药卫生事业发展的需要

随着医药卫生事业改革的纵深推进，药学实践将面临诸多问题。所以，药学类专业学生学习药事法规课程，可以帮助其运用药事法规提高自己的责任感和质量安全意识，促使自己在业务上精益求精，以增强药事活动的科学性、合法性，从而适应和推动医药卫生事业的发展。

二、学习药事法规的方法

（一）理论联系实际的方法

药事法规是一门应用理论学科，具有很强的实践性。学习药事法规必须坚持从实际出发，运用药事法规理论解决药学实践问题。要将药事法规同个人思想、生活、药学工作等实际结合起来，提高运用药事法规的基本理论发现、分析、解决问题的能力，增强法律意识，规范自己的行为，更好地为公众健康服务。

（二）案例分析的方法

案例分析的方法是就具体的药事活动进行药学的、法律的、管理的、经济的分析讨论，作出综合的评判，探究案例背后深层次的原因和实质，以提高分析、解决问题的能力。建议药学类专业学生关注与药学实践活动有关的时事，并收集一些案例进行分析和讨论，才能更加深入、具体地学习药事法规。

（三）调查研究的方法

学习药事法规课程不能拘泥于课堂和学校之内，应该充分运用网络等现代科技手段，通过查阅资料、收集信息来拓宽视野，还应该走出学校，到药品研究、生产、经营、检验、管理等企业或单位参观学习、调查研究，加深对所学理论知识的理解，了解药学学科的最新发展。

🔍 案例分析 ....

案例：

××市药品质量检验研究院在对某医药公司销售的盐酸利多卡因抽查时发现：山东××制药有限公司2021年1月生产的某批次盐酸利多卡因注射液"渗透压摩尔浓度"项不符合国家药品标准规定。经查该批次药品共22 080盒，并于2021年5月全部销售完毕，销售总价为25 920.00元。制药公司主动召回13 058盒盐酸利多卡因注射液，其中用于检验53盒，库存13 005盒。召回药品总价为13 506.00元。

分析：

依据《药品管理法》第九十八条第三款第（七）项"其他不符合药品标准的药品"的规定，公司生产销售的盐酸利多卡因注射液判定为"劣药"，依据《药品管理法》第一百一十七条对生产劣药的处罚规定，山东省药品监督管理局对其做出如下行政处罚：

1. 没收盐酸利多卡因注射液13 005盒。

2. 没收违法所得12 414.00元。

3. 并处罚款1 300 000.00元。罚没款合计1 312 414.00元。（不足十万元的按十万元计算）

●···· **学习小结**

1. 药事即药学事业，是指与药品研制、生产、经营、使用、价格、广告、监督、检验、药学教育等与药品、药学有关的事项。

2. 药事管理是依照国家的相关法律法规、行政规章的规定对药学事业进行的综合管理，是为了保证人民用药安全、有效、经济、适当，不断提高人民的健康水平，不断提高药事组织的经济、社会效益水平，促进社会协调发展。

3. 《药品管理法》立法目的是加强药品监督管理，保证药品质量，保障公众用药安全和合法权益，保护和促进公众健康。

4. 与药事有关的法规的层次依次是法律、行政法规、行政规章、地方性法规。违反药事法规应承担相应的民事责任、刑事责任和行政责任。

●···· **思考题**

1. 药事法规的渊源有哪些？违反药事法规应承担的法律责任包括哪几种？

2. 《药品管理法》的立法目的是什么？

3. 药剂专业的学生为什么要学习药事管理与法规？

实训一　药事法规查询

【实训目的】

1. 熟悉我国现行药事法规及效力层次。

2. 培养查阅资料、调查研究的技能。

3. 培养学生自主学习能力和团队合作精神。

【实训内容】

登录国家药品监督管理局官网（https://www.nmpa.gov.cn/）查询现行药事法规。

【实训步骤】

1. 以4~6人为一个小组，每组选出一名组长。

2. 登录国家药品监督管理局官网查询现行药事法规，有代表性地选取6个，合作完成表1-1。

3. 各组推选1~2名同学进行汇报交流，并对其他组同学的提问进行答辩。

表 1-1 我国现行部分药事法规

药事法规名称	立法机关	实施时间	内容简介	效力等级

【实训评价】

1. 组长对本组成员参与讨论的情况进行评价。

2. 教师根据表格填写的情况，结合组长对成员的评价，对每个学生进行成绩评定。

（吴　薇）

第二章
药事组织

学习目标

知识目标

- 掌握　药事组织的概念及分类。
- 熟悉　我国药品监督管理的组织机构及其职责。
- 了解　药品生产和经营组织、医疗机构药事组织、药学教育组织、药学科研组织、药学学术团体等其他药事组织。

技能目标

- 能够根据所学知识区分药品监督管理各个部门及其职责，并能在实际工作中灵活应用。

德育目标

- 树立服从组织管理、团结协作的意识。

🔁 情境导入

情境描述：

　　张某在××市经营一家中药材专营店，不仅经营三七、天麻等中药材，也经营中药饮片。当地药品监督管理部门接到群众举报前来检查，看到店里悬挂有"营业执照"和"食品流通许可证"，但并无"药品经营许可证"，张某称其经营的中药是农副产品，自产自销。执法人员对张某进行解释后，下发责令整改通知书。要求店铺整改期间，要取得"药品经营许可证"。

学前导语：

　　药品是防病治病、维护人民健康的特殊商品，只有进行严格的质量监督管理，才能确保用药安全有效。做好药品监督管理，必须有一个统一、权威、高效的药品监督管理机构作保证。

药事管理体制是指在一定社会制度下，国家权力机关关于药事组织机构设置、职能划分、组织方式、管理制度和管理方法及运行机制等方面的制度。

第一节　药事组织概述

一、药事组织的概念

一般来说，药事组织的概念有广义和狭义之分。广义的药事组织是指以实现药学社会任务为共同目标而建立起来的人们的集合体。它是药学人员相互影响的社会心理系统，也是运用药学知识和药学技术的技术系统，还是人们以特定形式的结构关系而共同工作的系统。狭义的药事组织是指为了实现药学的社会任务所提出的目标，经由人为的分工形成的各种形式的组织机构的总称。药事组织是药学事业的基础。人们往往把药学行业中各单位、部门、企业、机构等统称为药事组织。

二、药事组织的分类

药事组织的工作任务有研发新药、生产供应药品、培养药学人员、保障合理用药、管理并组织药学力量，为人类健康提供优质的药学服务。根据药事组织在药学事业中所起作用的不同分为六种类型，即药品监督管理组织、药学教育组织、药品生产和经营组织、医疗机构药事组织、药学科研组织、药学社团组织。

> **课堂问答**
>
> 某患者因肌肉疼痛，在当地一家药店购买了一种非处方的止疼药，在服用期间发现该药已经超过了外包装上的有效期。
>
> 请思考：
> 1. 该药店是否已违法？
> 2. 该药店应该由哪个机构负责监管？

第二节　药品监督管理组织

药品监督管理是国家药品监督管理部门根据国家的法律、法规、政策，对药品的研究、生产、经营、使用等各个部门和行业实行有效的管理，包括对药品的研制、生产、流通、价格、广告和使用等各个环节的全过程实行有效的监督管理。我国的药品监督管理组织分为药品监督管理行政机构和技术机构。

一、药品监督管理行政机构及职责

（一）药品监督管理行政机构

药品监督管理行政机构是指政府机构中监督管理药品的行政执法机构，包括国家药品监督管理局，省、自治区、直辖市药品监督管理部门及下辖各级药品监督管理部门。国家通过立法赋予其行政执法的权利。

（二）药品监督管理行政机构的职责

1. 国家药品监督管理局的职责　国家药品监督管理局是国家市场监督管理总局管理的国家局，负责制定药品、医疗器械和化妆品监管制度，并负责药品、医疗器械和化妆品研制环节的许可、检查和处罚，主要职责包括以下几个方面。

（1）负责药品（含中药、民族药，下同）、医疗器械和化妆品安全监督管理。拟定监督管理政策规划，组织起草法律法规草案，拟订部门规章，并监督实施。研究拟订鼓励药品、医疗器械和化妆品新技术新产品的管理与服务政策。

（2）负责药品、医疗器械和化妆品标准管理。组织制定、公布《中华人民共和国药典》等药品、医疗器械标准，组织拟订化妆品标准，组织制定分类管理制度，并监督实施。参与制定国家基本药物目录，配合实施国家基本药物制度。

（3）负责药品、医疗器械和化妆品注册管理。制定注册管理制度，严格上市审评审批，完善审评审批服务便利化措施，并组织实施。

（4）负责药品、医疗器械和化妆品质量管理。制定研制质量管理规范并监督实施。制定生产质量管理规范并依职责监督实施。制定经营、使用质量管理规范并指导实施。

（5）负责药品、医疗器械和化妆品上市后风险管理。组织开展药品不良反应、医疗器械不良事件和化妆品不良反应的监测、评价和处置工作。依法承担药品、医疗器械和化妆品安全应急管理工作。

（6）负责执业药师资格准入管理。制定执业药师资格准入制度，指导监督执业药师注册工作。

（7）负责组织指导药品、医疗器械和化妆品监督检查。制定检查制度，依法查处药品、医疗器械和化妆品注册环节的违法行为，依职责组织指导查处生产环节的违法行为。

（8）负责药品、医疗器械和化妆品监督管理领域对外交流与合作，参与相关国际监管规则和标准的制定。

（9）负责指导省、自治区、直辖市药品监督管理部门工作。

（10）完成党中央、国务院交办的其他任务。

知识链接

我国国家药品监督管理局内设机构

我国国家药品监督管理局内设综合和规划财务司、政策法规司、药品注册管理司（中药民族药监督管理司）、药品监督管理司、医疗器械注册管理司、医疗器械监督管理司、化妆品监督管理司、科技和国际合作司（港澳台办公室）、人事司、机关党委、离退休干部局。

2. 省级药品监督管理局的职责

（1）负责全省药品（含中药、民族药，下同）、医疗器械和化妆品安全监督管理。

（2）负责全省药品、医疗器械和化妆品标准管理。

（3）依职责承担药品、医疗器械和化妆品注册管理，组织实施药品、医疗器械和化妆品生产经营许可以及备案工作。

（4）负责全省药品、医疗器械和化妆品质量管理。

（5）负责组织指导全省药品、医疗器械和化妆品监督检查。

（6）负责全省药品、医疗器械和化妆品上市后风险管理。

（7）拟订鼓励药品、医疗器械和化妆品新技术新产品的管理与服务政策以及质量安全科技发展政策，并组织实施。

（8）贯彻执行执业药师资格准入制度，监督全省执业药师注册工作。

（9）负责指导监督设区的市的药品、医疗器械和化妆品监督管理工作。

（10）完成省委、省政府交办的其他任务。

二、药品监督管理技术机构及职责

我国的药品监督管理技术机构包括国家药品监督管理局的直属技术机构和各级药品检验机构。

（一）国家药品监督管理局的直属技术机构及职责

国家药品监督管理局的直属技术机构有国家药典委员会、药品审评中心、食品药品审核查验中心、药品评价中心、医疗器械技术评审中心等。

1. 国家药典委员会的职责

（1）组织编制、修订和编译《中华人民共和国药典》（以下简称《中国药典》）及配套标准。

（2）组织制定、修订国家药品标准。参与拟订有关药品标准管理制度和工作机制。

（3）组织《中国药典》收载品种的医学和药学遴选工作。负责药品通用名称命名工作。

（4）组织评估《中国药典》和国家药品标准执行情况。

（5）开展药品标准发展战略、管理政策和技术法规研究。承担药品标准信息化建设工作。

（6）开展药品标准国际（地区）协调和技术交流，参与国际（地区）间药品标准适用性认证合作工作。

（7）组织开展《中国药典》和国家药品标准宣传培训与技术咨询，负责《中国药品标准》等刊物编辑出版工作。

（8）负责国家药典委员会各专业委员会的组织协调及服务保障工作。

（9）承办国家药品监督管理局交办的其他事项。

2. 国家药品监督管理局药品审评中心的职责

（1）负责药物临床试验、药品上市许可申请的受理和技术审评。

（2）负责仿制药质量和疗效一致性评价的技术审评。

（3）承担再生医学与组织工程等新兴医疗产品涉及药品的技术审评。

（4）参与拟订药品注册管理相关法律法规和规范性文件，组织拟订药品审评规范和技术指导原则并组织实施。

（5）协调药品审评相关检查、检验等工作。

（6）开展药品审评相关理论、技术、发展趋势及法律问题研究。

（7）组织开展相关业务咨询服务及学术交流，开展药品审评相关的国际（地区）交流与合作。

（8）承担国家药品监督管理局国际人用药品注册技术协调会议（ICH）相关技术工作。

（9）承办国家药品监督管理局交办的其他事项。

3. 国家药品监督管理局食品药品审核查验中心的主要职责

（1）组织制定修订药品、医疗器械、化妆品检查制度规范和技术文件。

（2）承担药物临床试验、非临床研究机构资格认定（认证）和研制现场检查；承担药品注册现场检查；承担药品生产环节的有因检查；承担药品境外检查。

（3）承担医疗器械临床试验监督抽查和生产环节的有因检查；承担医疗器械境外检查。

（4）承担化妆品研制、生产环节的有因检查；承担化妆品境外检查。

（5）承担国家级检查员考核、使用等管理工作。

（6）开展检查理论、技术和发展趋势研究、学术交流及技术咨询。

（7）承担药品、医疗器械、化妆品检查的国际（地区）交流与合作。

（8）承担国家市场监督管理总局委托的食品检查工作。

（9）承办国家药品监督管理局交办的其他事项。

4. 国家药品监督管理局药品评价中心的主要职责

（1）组织制定修订药品不良反应、医疗器械不良事件、化妆品不良反应监测与上市后安全性评价以及药物滥用监测的技术标准和规范。

（2）组织开展药品不良反应、医疗器械不良事件、化妆品不良反应、药物滥用监测工作。

（3）开展药品、医疗器械、化妆品的上市后安全性评价工作。

（4）指导地方相关监测与上市后安全性评价工作。组织开展相关监测与上市后安全性评价的方法研究、技术咨询和国际（地区）交流合作。

（5）参与拟订、调整国家基本药物目录。

（6）参与拟订、调整非处方药目录。

（7）承办国家药品监督管理局交办的其他事项。

5. 国家药品监督管理局医疗器械技术审评中心的主要职责

（1）负责申请注册的国产第三类医疗器械产品和进口医疗器械产品的受理和技术审评工作；负责进口第一类医疗器械产品备案工作。

（2）参与拟订医疗器械注册管理相关法律法规和规范性文件。组织拟订相关医疗器械技术审评规范和技术指导原则并组织实施。

（3）承担再生医学与组织工程等新兴医疗产品涉及医疗器械的技术审评。

（4）协调医疗器械审评相关检查工作。

（5）开展医疗器械审评相关理论、技术、发展趋势及法律问题研究。

（6）负责对地方医疗器械技术审评工作进行业务指导和技术支持。

（7）组织开展相关业务咨询及学术交流，开展医疗器械审评相关的国际（地区）交流与合作。

（8）承办国家药品监督管理局交办的其他事项。

（二）药品检验机构及职责

我国药品检验机构包括中国食品药品检定研究院、省级药品检验所、地市级和区县级药品检验所。

1. 中国食品药品检定研究院　中国食品药品检定研究院是国家检验药品、生物制品质量的法定机构和最高仲裁机构，其职责有以下几个方面。

（1）承担食品、药品、医疗器械、化妆品及有关药用辅料、包装材料与容器（以下统称为食品药品）的检验检测工作。组织开展药品、医疗器械、化妆品抽验和质量分析工作。负责相关复验、技术仲裁。组织开展进口药品注册检验以及上市后有关数据收集分析等工作。

（2）承担药品、医疗器械、化妆品质量标准研究。承担相关产品严重不良反应、严重不良事件原因的实验研究工作。

（3）负责医疗器械标准管理相关工作。

（4）承担生物制品批签发相关工作。

（5）承担化妆品安全技术评价工作。

（6）组织开展有关国家标准物质的规划、计划、研究、制备、标定、分发和管理工作。

（7）负责生产用菌毒种、细胞株的检定工作。承担医用标准菌毒种、细胞株的收集、鉴定、保存、分发和管理工作。

（8）承担实验动物饲育、保种、供应和实验动物及相关产品的质量检测工作。

（9）承担食品药品检验检测机构实验室间比对以及能力验证、考核与评价等技术工作。

（10）负责研究生教育培养工作。组织开展对食品药品相关单位质量检验检测工作的培训和技术指导。

（11）开展食品药品检验检测国际（地区）交流与合作。

（12）完成国家药品监督管理局交办的其他事项。

2. 省级药品检验所的职责

（1）负责本辖区的药品生产、经营、使用单位的药品检验和技术仲裁。

（2）草拟本辖区药品抽验计划，承担抽验计划分工的抽验任务，提供本辖区药品质量公报所需的技术数据和质量分析报告。

（3）承担部分国家药品标准的起草、修订任务及新药技术初审，药品新产品及医院新制剂审批的有关技术复核工作。

（4）承担部分国家标准品、对照品的原料初选和中国食品药品检定研究院委托的协作标定工作。

（5）承担药品质量的认证工作。

（6）开展药品检验、药品质量等有关方面的科研工作，参与全国性有关药品检验的科研协作。

（7）指导本辖区药品检验所及药品生产、经营、使用单位质量检验机构的业务技术工作，协助解决技术疑难问题，培训有关的技术和管理人员。

（8）综合上报和反馈药品质量情报信息。

（9）执行省级药品监督管理局交办的有关药品监督任务。

第三节　其他药事组织

一、药学教育组织

药学教育组织的主要功能是教育，是为维持和发展药学事业培养药师、药学家、药学工程师、药学企业家和药事管理干部的机构，属于药学事业性组织。我国的现代药学教育经过近百年的发展，已形成多种层次（由高等药学教育、中等药学教育、药学继续教育构成）、多种类型（由设置药学类专业的综合性大学、独立的药科大学、医科大学、中医药大学等组成）、多种办学形式（由公办学校和企业或行业兴办学校组成）的药学教育体系。

二、药学科研组织

药学科研组织的主要功能是研究开发新药、改进现有药品，以及围绕药品和药学的发展进行基础研究，提高创新能力，发展药学事业。我国的药学科研组织有两种类型：一种是独立的药物研究所，目前全国约有130所；另一种是附设在高校、大型制药企业和大型医院里的药物研究所（室）。

三、药品生产和经营组织

在我国药品生产、经营组织的典型结构是药品生产企业和药品经营企业。

药品生产企业指生产药品的专营企业或者兼营企业。药品生产企业是依法成立的从事药品生产活动、给社会提供药品、具有法人资格的经济组织，也习惯称为"药厂"。

药品经营企业分为药品经营批发企业和药品经营零售企业，药品经营批发企业被习惯称为医药公司或者中药材公司，药品经营零售企业被习惯称为零售药房（药店）。零售药房按照所经营的品种分为经营西药的医药公司和经营中药材、中成药的中药材公司，以及西药房和中药房。零售药店又分为连锁药房、独立药房，以及定点零售药店。

四、医疗机构药事组织

医疗机构药事组织通过为患者采购药品、调配处方、配制制剂、提供用药咨询等活动，保障合理用药。医疗机构药事组织的基本特征是直接给患者供应药品和提供药学服务，重点是保证药品质量及用药合理性，而不以营利为目的。

五、药学社团组织

（一）中国药学会

中国药学会成立于1907年，是我国成立较早的学术性社会团体之一，是由全国药学科学技术工作者自愿组成并依法登记成立的学术性、公益性、非营利性的法人社会团体，是党和政府联系药学科学技术工作者的桥梁和纽带，可推动中国药学科学技术和民族医药事业健康发展，为公共健康服务贡献重要力量。

中国药学会的主要任务是：开展国内外学术交流；举荐药学人才；开展对会员和药学科学技术工作者的继续教育与培训工作；组织开展药学及相关学科的科学技术知识普及与宣传工作；维护药学科学技术工作者的合法权益；承办有关药学发展、药品监督管理等有关事项，组织会员和药学科学技术工作者参与国家科学论证和科学技术咨询；举办为会员服务的事业和活动；依法兴办符合本会业务范围的事业与企业。

（二）药学协会

我国的药学协会主要有中国医药企业管理协会、中国化学制药工业协会、中国非处方药物协会、中国医药商业协会、中国医药教育协会、中国中药协会和中国药师协会，上述药学协会概况见表2-1。

表2-1　我国主要药学协会一览表

协会名称	成立时间	协会核心宗旨
中国医药企业管理协会	1985年	宣传贯彻党的各项方针政策，面向医药企业、为医药企业和医药企业家（经营管理者）服务
中国化学制药工业协会	1988年	服务企业，服务行业，服务政府，服务社会
中国非处方药物协会	1988年	倡导负责任的自我药疗，增进公众健康
中国医药商业协会	1989年	服务企业，维护会员单位的合法权益；服务行业，加强行业自律，推进行业诚信体系建设；服务政府，上情下传，下情上达，承担政府部门委托的工作；服务社会，认真履行企业社会责任，促进药品流通行业健康、持续发展

协会名称	成立时间	协会核心宗旨
中国医药教育协会	1992年	全面贯彻国家医药教育、药品监管、医药卫生等工作方针和政策、法规，坚持以教育为本的科学理念，组织会员及其单位不断创新，开拓进取，共同发展医药教育事业，提高医药从业人员的素质，为实现医药教育现代化服务
中国中药协会	2000年	沟通政府、服务企业，全面履行代表、自律、管理、协调、服务等职能，弘扬中药文化，促进中药行业持续健康发展
中国药师协会	2003年 （2014年更名为中国药师协会）	致力于加强药师队伍建设与管理，维护药师的合法权益；增强药师的法律、道德和专业素质，提高药师的执业能力；保证药品质量和药学服务质量，促进公众合理用药，保障人民身体健康

●·····**学习小结**···

1. 药事组织是为了实现药学的社会任务所提出的目标，经由人为的分工形成的各种形式的组织机构的总称。

2. 根据药事组织在药学事业中所起作用的不同分为六种类型：药品监督管理组织、药学教育组织、药品生产和经营组织、医疗机构药事组织、药学科研组织、药学社团组织。

3. 药品监督管理是国家药品监督管理部门根据国家的法律、法规、政策，对药品的研究、生产、经营、使用等各个部门和行业实行有效的管理，包括对其研制、生产、流通、价格、广告和使用等各个环节的全过程实行有效的监督管理。

4. 我国的药品监督管理组织机构分为药品监督管理行政机构和技术机构。

（李春雨）

第三章
药学技术人员管理

学习目标

知识目标

- 掌握　药师、执业药师、药学职业道德的概念。
- 熟悉　不同行业药师的职责及药学职业道德的基本内容，执业药师的考试要求。
- 了解　药学技术人员的含义和执业药师注册、继续教育的相关内容。

技能目标

- 能够区分不同行业药师的职责，并在实践活动中履行相应的职责。

德育目标

- 能遵守药学职业道德规范，全心全意为患者的健康服务，将患者的健康和安全放在首位。正确处理与服务对象及同仁之间的关系。

情境导入

情境描述：

　　小明家人开了一家药店，他自己在一所中职学校药学专业学习，想着毕业后可以回药店帮忙。小明认为要把药店做大做强，除了学好专业课，还要继续深造获得大专学历或本科学历，并考取"执业药师资格证书"。

学前导语：

　　小明中职毕业后是否可以考执业药师？大专或本科毕业后多久可以报考执业药师？需要考哪些科目？本章的学习可使同学们明确学习、奋斗的目标。

第一节 药学技术人员

药学技术人员是指取得药学类专业学历，依法经过国家有关部门的考试考核合格，取得专业技术职务证书或执业药师资格，遵循药事法规和职业道德规范，从事与药品有关的生产、经营、使用、科研、检验和管理等实践活动的人员。

一、药师的概念

各国对药师的描述不尽相同，我国药师的概念为："受过药学专业学历教育，从事药物调剂、制备、检定、生产等工作，并依法经资格认定的药学专业技术人员。"而英国的《药品法》规定："药师是指领有执照，可从事调剂或独立开业的人。"概括起来，广义的药师是指具有药学专业学历，在药学领域从事药品的生产、经营、使用、科研、检验和管理等有关工作的人员。

二、药师的分类

（一）根据所学专业分类

分为西药师、中药师和临床药师。

（二）根据专业技术职务分类

分为（中）药士、（中）药师、主管（中）药师、副主任（中）药师、主任（中）药师。

（三）根据工作性质分类

分为药房药师（包括医疗机构药房药师和社会药房药师）、药品生产企业药师、药品经营企业药师、药物科研单位药师、药品检验单位药师、药品监督管理部门药师。

（四）根据是否注册分类

分为药师、执业药师。

三、不同行业药师职责

（一）医疗机构药房药师的职责

1. 调配处方 保证用药合理、安全、有效。

2. 提供专业意见　面向临床医护人员和患者提供有关药学专业理论和技术方面的知识和信息，向患者提供药物使用指导。

3. 管理药品　对药品的采购、储存、调配、质量检查与控制进行管理，对药品的使用情况进行统计和经济分析。

4. 提供临床药学服务　提供药学保健，开展药物治疗监测、药物评价、不良反应监测等临床药学服务。

（二）社会药房药师的职责

1. 提供药品　根据有关法规及患者意愿提供非处方药，根据处方调剂、供应处方药。

2. 提供用药指导　向用药患者提供用药指导、合理用药建议和保健常识。

3. 管理药品　对所经营的药品进行采购、储存、保管等管理工作，保证药品质量。

（三）生产企业药师的职责

1. 制定管理规程　根据相关法规制定药品生产管理文件及其实施办法，制定药品生产工艺规程、岗位操作法、标准操作规程等，并严格实施以保证所生产的药品的质量。

2. 制订计划　依据市场需求，制订生产计划。

3. 质量控制　对原材料、中间品、成品进行质量控制，确保药品合格出厂。

4. 追踪调查　追踪药品上市后的使用信息，及时妥善处理药品不良事件。

（四）药品经营企业药师的职责

1. 构建药品流通渠道，保证流通渠道畅通、有序、规范，杜绝假药、劣药进入市场。

2. 合理储运药品，保证药品在流通过程中的质量。

（五）科研部门药师的职责

1. 确定药品的理化性质和剂型，研究、改进处方和生产工艺。

2. 分析新产品的开发方向和前景，设计、筛选和制备新品。

3. 确定新药质量标准，确保其安全性、有效性。

（六）药品监督管理部门药师的职责

1. 负责药事管理法律法规和医药政策的具体执行。

2. 负责药品科研、生产、经营和使用等领域中药品质量及与之相关的药学人员行为的监督管理。

3. 保障药学事业正常有序发展。

聘任药师的条件

根据有关规定在取得药学初级资格后，符合下列条件的可以聘任药师：取得中专学历，担任药士职务满5年；取得大专学历，从事本专业工作满3年；取得本科学历，从事本专业工作满1年。

第二节　执业药师

一、执业药师的概念

执业药师是指经全国统一考试合格，取得"中华人民共和国执业药师职业资格证书"并经注册，在药品生产、经营、使用和其他需要提供药学服务的单位中执业的药学技术人员。

二、执业药师考试、注册和继续教育

（一）考试

1. 考试目的　加强对执业药师职业资格准入控制，科学、公正、客观地评价应试人员的专业知识、法律知识、职业道德和职业技能。

2. 考试要求　执业药师职业资格考试实行全国统一大纲、统一命题、统一组织的考试制度。采用笔试、闭卷考试形式，原则上每年举行一次。考试工作由国家药品监督管理局与人力资源社会保障部共同负责。

3. 考试科目　执业药师资格考试分为药学、中药学两个专业类别（见表3-1）。

药学类考试科目为：药学专业知识（一）、药学专业知识（二）、药事管理与法规、药学综合知识与技能四个科目。

中药学类考试科目为：中药学专业知识（一）、中药学专业知识（二）、药事管理与法规、中药学综合知识与技能四个科目。

表 3-1　执业药师资格考试科目表

类别	分类考科目	共考科目
药学类	药学专业知识（一）	
	药学专业知识（二）	
	药学综合知识与技能	药事管理与法规
中药学类	中药学专业知识（一）	
	中药学专业知识（二）	
	中药学综合知识与技能	

4. 申请参加考试的条件　申请参加执业药师资格考试必须接受过药学、中药学或相关专业的教育。相关专业是指化学专业、医学专业、生物学专业等。

2019年出台的《执业药师职业资格制度规定》第九条规定，凡中华人民共和国公民和获准在我国境内就业的外籍人员，具备以下条件之一者，均可申请参加执业药师职业资格考试。

（1）取得药学类、中药学类专业大专学历，在药学或中药学岗位工作满5年。

（2）取得药学类、中药学类专业大学本科学历或学士学位，在药学或中药学岗位工作满3年。

（3）取得药学类、中药学类专业第二学士学位、研究生班毕业或硕士学位，在药学或中药学岗位工作满1年。

（4）取得药学类、中药学类专业博士学位。

（5）取得药学类、中药学类相关专业相应学历或学位的人员，在药学或中药学岗位工作的年限相应增加1年。

执业药师职业资格考试合格者，由各省、自治区、直辖市人力资源社会保障部门颁发"执业药师职业资格证书"。该证书由人力资源社会保障部统一印制，国家药品监督管理局与人力资源社会保障部用印，在全国范围内有效。

⚭ 知识链接

执业药师考试工作年限调整

2022年2月21日《人力资源社会保障部关于降低或取消部分准入类职业资格考试工作年限要求有关事项的通知》将执业药师考试工作年限进行了调整：取得药学类、中药学类专业大专学历，在药学或中药学岗位工作满4年；取得药学类、中药学类专业大学本科学历或学士学位，在药学或中药学岗位工作满2年，其余要求不变。

（二）注册

1. 注册管理部门　执业药师实行注册制度。国家药品监督管理局负责执业药师注册的政策制定和组织实施，指导全国执业药师注册管理工作。各省、自治区、直辖市药品监督管理部门负责本行政区域内的执业药师注册管理工作。

2. 申请注册　取得"执业药师职业资格证书"者，应当通过全国执业药师注册管理信息系统向所在地注册管理机构申请注册。经注册后，方可从事相应的执业活动。未经注册者，不得以执业药师身份执业。申请注册者，必须同时具备下列条件。

（1）取得"执业药师职业资格证书"。

（2）遵纪守法，遵守执业药师职业道德。

（3）身体健康，能坚持在执业药师岗位工作。

（4）经执业单位同意。

（5）按规定参加继续教育学习。

经批准注册者，由执业药师注册管理机构核发国家药品监督管理局统一样式的"执业药师注册证"。

3. 不予注册　有下列情况之一者，不予注册。

（1）不具有完全民事行为能力的。

（2）甲类、乙类传染病传染期，精神疾病发病期等健康状况不适宜或者不能胜任相应业务工作的。

（3）受到刑事处罚，自刑罚执行完毕之日到申请注册之日不满3年的。

（4）未按规定完成继续教育学习的。

（5）近3年有新增不良信息记录的。

（6）国家规定不宜从事执业药师业务的其他情形。

4. 变更注册　执业药师变更执业地区、执业类别、执业范围、执业单位的，应当向拟申请执业所在地的省、自治区、直辖市药品监督管理部门申请办理变更注册手续。

5. 再次注册　执业药师注册有效期为5年。需要延续的，应当在有效期届满30日前，向所在地注册管理机构提出延续注册申请，并提交"执业药师延续注册申请表"、执业单位开业证明、继续教育学分证明等资料，逾期不办理者，"执业药师注册证"自动失效，不能再以执业药师身份执业。

6. 注销注册　注册有效期满未延续的；"执业药师注册证"被依法撤销或者吊销的；法律法规规定的应当注销注册的其他情形的，"执业药师注册证"由药品监督管理部门注销，并予以公告。

应当注销注册的其他情形

（1）本人主动申请注销注册的。

（2）执业药师身体健康状况不适宜继续执业的。

（3）执业药师无正当理由不在执业单位执业，超过一个月的。

（4）执业药师死亡或者被宣告失踪的。

（5）执业药师丧失完全民事行为能力的。

（6）执业药师受刑事处罚的。

（三）继续教育

为了使执业药师不断钻研业务、更新知识，掌握最新的医药信息，保持较高的专业水平，《执业药师职业资格制度规定》与《执业药师注册管理办法》明确将执业药师继续教育纳入法制化管理范畴，规定执业药师必须接受继续教育。执业药师每年应参加不少于90学时的继续教育培训，每3学时为1学分，每年累计不少于30学分。其中，专业科目学时一般不少于总学时的2/3。鼓励执业药师参加实训培养。

继续教育内容包括公需科目和专业科目：

1. 公需科目内容　学习内容涵盖执业药师应当掌握的思想政治、法律法规、职业道德、诚信自律等基本知识。

2. 专业科目内容　学习内容包括从事药学服务工作应当掌握的专业领域法律法规、专业知识和专业技能。

案例分析

案例：

小孙在某卫生学校上班，按照规定考取了"执业药师职业资格证书"，2017年10月，某零售药店负责人找到小孙，希望借用小孙的"执业药师职业资格证书"和"执业注册证"用作药店质量负责人的职业资格，并且允诺小孙，不用到药店上班，每月便可得到1 000元的"报酬"。面对这种"好事"，小孙欣然接受。

请同学们查询《执业药师职业资格制度规定》，应对小孙和药店作出何种处罚？

分析：

小孙的行为触犯了《执业药师职业资格制度规定》。《执业药师职业资格制度规定》

第二十八条规定，严禁"执业药师注册证"挂靠，持证人注册单位与实际工作单位不符的，由发证部门撤销"执业药师注册证"，并作为个人不良信息由负责药品监督管理的部门记入全国执业药师注册管理信息系统。买卖、租借"执业药师注册证"的单位，按有关法律法规给予处罚。

❓ **课堂问答**

什么是执业药师？如果你毕业后想参加执业药师考试，要复习哪些课程？执业药师继续教育对学习内容有什么要求？

三、执业药师的职责

执业药师应当遵守执业标准和业务规范，以保障和促进公众用药安全有效为基本准则。其职责为：

1. 严格遵守《中华人民共和国药品管理法》及国家有关药品研制、生产、经营、使用的各项法规及政策，对违反《中华人民共和国药品管理法》及有关法规、规章的行为或决定，提出劝告、制止、拒绝执行，并向当地负责药品监督管理的部门报告。

2. 在执业范围内负责对药品质量的监督和管理，参与制定和实施药品全面质量管理制度，参与单位对内部违反规定行为的处理工作。

3. 负责处方的审核及调配，提供用药咨询与信息，指导合理用药，开展治疗药物监测及药品疗效评价等临床药学工作。

4. 执业时按照有关规定佩戴工作牌。

5. 按照国家专业技术人员继续教育的有关规定接受继续教育，更新专业知识，提高业务水平。

第三节　药学职业道德

一、药学职业道德概述

（一）职业道德和药学职业道德

1. 职业道德　职业道德是指人们在职业活动中，履行其职责和处理各种职业关系过程中，应遵守的特定执业行为规范和基本道德，是一般社会道德在职业活动中的具体体现。职业道德不仅是本行业人员在职业活动中的行为要求，还是本行业对社会所承担的道德责任和义务。

2. 药学职业道德　药学职业道德是一般社会道德在医药领域的特殊表现，是从事药品研制、生产、经营、使用、检验、监督管理等药学工作者的职业道德。

（二）药学职业道德的基本原则

药学职业道德的基本原则是调整药学人员与社会之间、药学人员与服务对象之间、药学人员与医学人员之间、药学人员与药学同仁之间等人际关系必须遵循的根本指导性原则。

药学职业道德的基本原则可以概括为：保证药品质量，保证公众用药安全，维护公众身体健康和用药者的合法权益，实行社会主义人道主义，全心全意为公众健康服务。

二、药学职业道德规范

（一）药学职业道德规范的概念

药学职业道德规范是指药学工作人员在从事药学工作中应遵守的道德原则和道德标准，是社会对药学工作人员道德行为的基本要求，是药学职业道德基本原则的具体表现，也是评价药德水平的具体标准。

（二）药学职业道德规范的基本内容

1. 药学工作人员与服务对象的职业道德规范

（1）全心全意为患者的健康服务，把患者的健康和安全放在首位：尽力向患者提供专业的、真实的、全面的药物信息，确保提供最佳的药学服务。

（2）尊重人格，保护隐私：尊重服务对象的人格，严守病例中的个人秘密，保护患者隐私。

（3）一视同仁，平等对待每一位服务对象：努力满足服务对象的合理要求，解决他们的困难，依据各个患者的情况确保合理的药物治疗。

2. 药学工作人员与药学同仁、其他工作人员之间的职业道德规范

（1）彼此尊重，团结协作：药学工作人员应真诚待人、谦虚谨慎，与药学同仁、其他工作人员应彼此尊重、通力协作。

（2）廉洁自律，遵守行业规范：不得以贬低药学同仁、其他工作人员的专业能力和水平等方式招揽业务或以承诺提供回扣等方式承揽业务。

3. 药学工作人员与社会之间的职业道德规范

（1）宣传药学知识，守护健康中国：自觉履行向社会宣传用药知识的职责，大力宣传和普及安全用药知识和保健常识，为健康中国事业作出应有的贡献。

（2）坚持公益原则：积极参加社会公益活动，以对社会高度负责的态度，积极上报药品不良反应等危害群众和社会利益的事件。

（三）药学领域中的职业道德要求

1. 药品生产领域中的职业道德要求　药品生产领域中的职业道德要求是指从事药品生产的管理人员、工程技术人员和广大工人在生产和工作中的行为准则和道德规范，是调整药品生产过程中各种利益矛盾的原则和规范的总和。

（1）保证生产：药品生产企业要满足社会的需求，急患者之所急，想患者之所想，保证药品生产供应，及时提供社会所需药品。

（2）质量第一：药品质量不仅是企业文化的载体，更是企业生存发展的基石。最重要的是，药品质量关系到公众的健康和生命安全，所以必须坚持质量第一的原则。为保证药品质量，药品生产的全过程必须自觉遵循和执行《药品生产质量管理规范》的指导原则，这既是法律责任，也是职业道德的根本要求。

（3）保护环境：环境保护是药品生产企业不可推卸的社会责任和道德责任。保护环境就是保护生产者自身的健康，不能对环境造成污染而影响公众的健康安全。

（4）规范包装：包装是维持药品质量和提供药品信息的重要保障，在药品生产活动中具有重要地位和作用。药品包装和药品说明书应实事求是，并将相应的警示语或忠告语印制在药品包装和药品说明书上。任何扩大药品疗效、适应证，隐瞒药品不良反应，通过包装设计夸大药品作用，过度包装或采用劣质包装降低成本的行为都是不道德的，也是违法的。

2. 药品经营领域中的职业道德要求　药品经营领域中的职业道德是调整药品购进、储存、保管、销售、使用诸方面关系的道德要求。

（1）诚实守信、确保药品质量：药品经营必须把药品质量放在首位，不夸大药效，不虚高定价，不做虚假广告，实事求是地介绍药品的不良反应，不销售假劣药。

（2）依法销售、诚信推广：药品销售应符合国家的政策、法律和一般道德规范。药品的促销广告必须真实合法、准确可信。促销宣传资料应有科学依据，不能以经济利益或物质利益进行促销。

（3）指导用药、做好药学服务：在零售药房的药品销售过程中，做好药学服务工作。坚持执业药师在岗，严格自觉按照药品分类管理的规定，处方药必须凭医师处方方可销售，同时应当耐心向用药者进行用药指导。收集并记录药品不良反应，建立不良反应报告制度和台账，按规定上报，做到时时把消费者利益放在首位。

3. 医院药学领域的职业道德要求　随着现代医药卫生事业的发展，医院药学工作模式由单纯供应型逐渐向技术服务型转变，由面向物转而面向患者，开展以患者合理用药为中心的临床药学服务工作。

（1）精心调剂、耐心解释：审方仔细认真，调配准确无误；配药后，配药人与审核人认真核对签字，做到四查十对，签字负责；发药时，要耐心向患者讲清服用方法与注意事项，语言通俗易懂，语气亲切。

（2）维护患者利益、提高生命质量：在医院药学服务过程中，始终以患者为本，维护患者的利益，真诚、主动、热情、全心全意地为患者服务。以精湛的专业知识帮助临床正确选药，合理用药，指导患者科学服用，为患者解除痛苦，提高生命质量。

🖉 知识链接

中国执业药师职业道德准则

救死扶伤，不辱使命；尊重患者，平等相待；依法执业，质量第一；进德修业，珍视声誉；尊重同仁，密切协作。

●⋯⋯ 学习小结

1. 药师是指具有药学专业学历，在药学领域从事药品的生产、经营、使用、科研、检验和管理等有关工作的人员。

2. 执业药师是指经全国统一考试合格，取得"中华人民共和国执业药师职业资格证书"并经注册，在药品生产、经营、使用和其他需要提供药学服务的单位中执业的药学技术人员。

3. 执业药师职业资格考试实行全国统一大纲、统一命题、统一组织的考试制度。

4. 药学职业道德是一般社会道德在医药领域的特殊表现，是从事药品研制、生产、经营、使用、检验、监督管理等药学工作者的职业道德。

思考题

1. 药师和执业药师的概念是什么？

2. 具备哪些条件可以参加执业药师考试？执业药师考试科目有哪些？

3. 药学工作人员与服务对象之间的职业道德规范有哪些？

（李春雨）

第四章
药品与药品监督管理

学习目标

知识目标

- 掌握 药品的概念、药品标准；药品不良反应的相关定义；药品的质量特性；假药和劣药；处方药与非处方药分类管理制度的有关规定等内容。
- 熟悉 药品分类；药品召回管理的定义与分类；药品不良反应的分类、药品不良反应监测管理制度；国家基本药物制度、基本医疗保险用药政策及相关规定。
- 了解 药品不良反应监测机构的职责。

技能目标

- 能正确辨识合格药品和假药劣药；区分处方药与非处方药。
- 具备运用法律法规分析解决工作中问题的能力。

德育目标

- 在学习过程中树立以人民身体健康为核心、保证药品质量为工作重点的意识，更好地促进合理用药。

情境导入

情境描述：

  小明从××卫生学校药剂专业毕业后，成为某一药店的营业员。某天，一位阿姨拿着一盒降糖药的保健食品来店里咨询，询问此药是否可以代替降糖药。小明告诉这位阿姨，这降糖药的保健食品不是药品，没有治疗的作用，不能代替降糖药。小明说的对吗？

学前导语：

  《药品管理法》规定，药品是指用于预防、治疗、诊断人的疾病，有目的地调节人的生理机能并规定有适应证或者功能主治、用法和用量的物质。同学们在本章的学习过程中，不仅能正确区分药品与非药品、各类药品，还能知晓药品的特性，为工作后依法从事药事活动打下良好基础。

第一节　药品

一、药品的概念

《药品管理法》规定，药品是指用于预防、治疗、诊断人的疾病，有目的地调节人的生理机能并规定有适应证或者功能主治、用法和用量的物质，包括中药、化学药和生物制品等。

二、药品的分类

（一）现代药与传统药

1. 现代药　是用现代医学、药学理论方法和化学技术、生物技术等现代科学技术手段发现或获得的，并在现代医学、药学理论指导下用于预防、治疗、诊断疾病的物质。根据来源不同，现代药通常可分为化学药品、抗生素、生物制品和生化药品，如阿司匹林、青霉素、磺胺类药、尿激酶、干扰素等。

现代药具有以下特点：①用现代医药学观点表述其特性；②能被现代医学使用的药物；③是用合成、分离、提取、化学修饰、生物工程等方法制取的物质；④化学结构基本清楚，有控制质量的标准和方法；⑤可用现代医药学理论和方法筛选确定其药效。

2. 传统药　是人类在与疾病作斗争的漫长历史过程中发现、使用的，并一般在传统医学、药学理论指导下用于疾病预防、治疗的物质。传统药包括中药、蒙药、藏药、维吾尔药等，传统药具有以下特点：①用传统医药学观点和理论表述其特性；②能被传统医学使用的药物；③可根据药物的性能组合在方剂中使用；④在传统医药学理论的指导下应用（最根本的特点）。

（二）处方药与非处方药

1. 处方药　是指必须凭执业医师或执业助理医师处方才可购买、调配和使用的药品。

2. 非处方药　是指由国家药品监督管理部门公布的，不需要凭医师处方即可自行判断、购买和使用的药品。

（三）新药、仿制药、进口药、医疗机构制剂

1. 新药　是指未曾在中国境内上市销售的药品。

2. 仿制药　是指仿制国家已批准正式生产、并收载于国家药品标准(包括《中国生物制品规程》)的品种。仿制药与原研药品生物等效，临床上可相互替代。

3. 进口药　是指境外生产的在中国境内上市销售的药品。

4. 医疗机构制剂　是指医疗机构根据本单位临床需要经批准而配制、自用的固定处方制剂。

（四）国家基本药物、基本医疗保险用药

1. 国家基本药物　是指适应基本医疗卫生需求，剂型适宜，价格合理，能够保障供应，公众可公平获得的药品。

2. 基本医疗保险用药　是指由国家医疗保障局等有关部门制定发布的《国家基本医疗保险、工伤保险和生育保险药品目录》中的药品。

三、药品的特性

（一）药品使用的专属性

药品使用的专属性表现在合理用药，对症治疗，什么病用什么药。处方药必须通过医师的检查、诊断，凭执业医师和执业助理医师的处方才可购买、调配和使用。非处方药品必须根据病情，按照药品说明书、标签的使用说明或在药师指导下购买和使用。

（二）药品的两重性

药品的两重性是指药品既有防病治病的作用，还会发生不良反应。药品管理有方，用之得当，则可以治病救人，造福人类；若使用不当，则可致病，危害人民健康，甚至危及生命。

（三）药品质量的重要性

药品是治病救人的物质，只有符合法定质量标准的合格药品才能保证疗效。否则，疗效不能保证。因此，药品的质量和其他商品的质量要求相比，其特殊性在于它

没有等级之分，只有合格与不合格之分。合格的药品，能达到防病治病的目的；不合格的药品，轻则延误病情，重则危及生命，给人民生命和财产带来不可弥补的损失。因此，国家制定了一系列药品标准和《药品管理法》，对药品质量施行严格的控制和管理，确保用药安全有效。

（四）药品的时限性

药品的时限性有两个方面，一是人到病时方用药，药品生产部门和经营部门平时应有适当数量的生产和储备，只能药等病，不能病等药；二是药品都有有效期，一旦有效期到期，即行报废销毁，绝不能使用。有的药品有效期很短，且用量少，无利可图，即使如此也要保证生产、供应，适量储备，以防急用。

课堂问答

感冒药能缓解感冒引起的发热、头痛、四肢酸痛、打喷嚏、流鼻涕等症状，但同时易引起轻度头晕、乏力、恶心等症状。感冒药的这些症状体现了药品特性的哪个方面？

第二节 药品质量和药品标准

情境导入

情境描述：

国家药品监督管理局于2017年2月在其官方网站集中曝光了"雪域藏宝""美国摩根"等40余种假药。某些不具有合法生产资质的黑窝点使用枸橼酸西地那非化工原料与植物粉末，加工生产上述涉案假药。

学前导语：

《药品管理法》明确规定了假药、劣药的定义及情形，生产、销售假药、劣药构成犯罪的，依法追究刑事责任。同学们在学习本课程的过程中，不仅要掌握药品质量、药品标准，正确辨识合格药品和假药劣药，还要具备运用药事管理知识解决药学实践问题的能力，为工作后依法从事药事活动打下良好基础。

一、药品质量特性

药品质量是指药品能满足预防、治疗、诊断人的疾病，有目的地调节人的生理机能的要求有关的固有特性的总和。药品质量特性主要表现为以下四个方面。

1. 有效性　是指在规定的适应证或者功能主治、用法和用量的条件下，能满足预防、治疗、诊断人的疾病，有目的地调节人的生理机能的要求。有效性是药品的固有特性。通常，有效性必须在一定前提条件下产生，即有一定适应证、用法和用量。我国对药品的有效性的描述，按在人体达到所规定的效应程度分为"痊愈""显效"和"有效"。国际上有的采用"完全缓解""部分缓解"和"稳定"来区别。

2. 安全性　是指按规定的适应证和用法、用量使用药品后，人体产生毒副反应的程度。大多数药品均有不同程度的毒副反应，故只有在衡量有效性大于毒副反应，或可解除、缓解毒副反应的情况下才使用某种药品。某种物质或成分即使对防治疾病有效，但对人体有致畸、致癌的严重损害，甚至会致人死亡，依然不能作为药品使用。

3. 稳定性　是指在规定的条件下保持其有效性和安全性的能力。一般包括药品的有效期限以及生产、贮存、运输和使用的要求。药物稳定性主要在药品生产过程中控制，同时储存、运输和使用过程也会对药品的稳定性产生一定影响。

4. 均一性　是指药物制剂的每一单位产品都符合有效性、安全性的规定要求。单位产品是指一片药、一包颗粒剂、一瓶糖浆、一支注射剂、一桶药等。用药剂量一般与药品的单位产品有密切关系，特别是有效成分在单位产品中含量很少的药品，若不均一，则可能因用量过小而无效，或因用量过大而中毒甚至死亡。均一性是在制药过程中形成的固有特性。

? 课堂问答 ——————————————

1. 按照说明书的用法用量服用复方罗布麻后，高血压得到了有效控制，体现了药品质量特性的哪个方面？
2. 每一片复方罗布麻片含有的有效成分都能达到《中国药典》（2020年版）的标准，体现了药品质量特性的哪个方面？

....

二、药品标准

（一）药品标准的概述

药品标准是指对药品的质量指标、生产工艺和检验方法所作的技术要求和规定，是药品生产、供应、使用、检验和管理部门共同遵循的法定依据。其内容包括药品的通用名称、成分或处方的组成、含量及检验方法，制剂的辅料规格，允许的杂质及其限量，以及药品的作用、用法和用量、注意事项、贮藏方法等。药品标准是鉴别药品真伪、控制药品质量的主要依据。中药材、中药饮片、中成药、化学原料药及其制剂、生物制品等可根据各自的特点设置不同的项目。

药品标准分为法定标准和非法定标准两种。法定标准是包括现行版《中国药典》在内的国家药品标准和经国务院药品监督管理部门核准的药品质量标准；非法定标准有行业标准、团体标准、企业标准等。法定标准属于强制性标准，是药品质量的最低标准，拟上市销售的任何药品都必须达到这个标准；企业标准只能作为企业的内控标准，各项指标均不得低于国家药品标准。

但由于各地中药习惯用法不同和医疗机构制剂的特殊性，国家规定医疗机构制剂标准作为省级地方标准仍允许保留，可以作为具有法律效力的药品标准。对于中药饮片，国家药品标准有规定的，必须按照国家药品标准炮制；国家药品标准没有规定的，才可以按照省级药品标准炮制。

《药品管理法》规定，药品应当符合国家药品标准。经国务院药品监督管理部门核准的药品质量标准高于国家药品标准的，按照经核准的药品质量标准执行；没有国家药品标准的，应当符合经核准的药品质量标准。国务院药品监督管理部门颁布的现行版《中华人民共和国药典》（简称《中国药典》）和（其他）药品标准为国家药品标准。

（二）药品标准的主要类别

1.《中国药典》 由国家药典委员会组织编纂，国家药品监督管理部门批准并颁布。《中国药典》是国家药品标准的核心，是具有法律地位的药品标准，拥有最高的权威性。

2. 国家药品监督管理部门颁布的其他药品标准　为了促进药品生产，提高药品质量和保证用药安全，除《中国药典》收载的国家药品标准外，尚有国家药品监督管理局颁布的《国家药品标准》（简称《局颁药品标准》或《局颁标准》），也收载了国内已有生产、疗效较好，需要统一标准但尚未载入《中国药典》的品种质量标准。现有国家药品监督管理部门颁布的新药转正标准、《国家药品标准》、《国家中成药标准汇编（中成药地方标准升国家标准部分）》等标准的性质与《中国药典》相似，也具有法律约束力，同样是检验药品质量的法定依据。

3. 药品注册标准　是指国家药品监督管理部门核准给申请人特定药品的质量标准。药品应当符合国家药品标准和经国家药品监督管理部门核准的药品质量标准。药品注册标准应当符合《中国药典》通用的技术要求，不得低于《中国药典》的规定。申报品种的检测项目或者指标不适用《中国药典》的，申请人应当提供充分的支持性数据。

三、假药、劣药的界定

（一）假药的界定

《药品管理法》第九十八条规定，禁止生产（包括配制，下同）、销售、使用假药、劣药。

有下列情形之一的，为假药：

1. 药品所含成分与国家药品标准规定的成分不符。

2. 以非药品冒充药品或者以他种药品冒充此种药品。

3. 变质的药品。

4. 药品所标明的适应证或者功能主治超出规定范围。

（二）劣药的界定

《药品管理法》第九十八条规定，禁止生产（包括配制，下同）、销售、使用假药、劣药。

有下列情形之一的，为劣药：

1. 药品成分的含量不符合国家药品标准。

2. 被污染的药品。

3. 未标明或者更改有效期的药品。

4. 未注明或者更改产品批号的药品。

5. 超过有效期的药品。

6. 擅自添加防腐剂、辅料的药品。

7. 其他不符合药品标准的药品。

第三节 国家基本药物制度与医疗保险用药管理

⊙ 情境导入

情境描述：

2021年12月3日，《三湘都市报》报道："盼了两年，儿子用的'天价药'终于纳入了医保。今天是孩子确诊患病以来，我最开心的一天。"一边协助妻子帮孩子吸痰，邓望（化名）一边难掩激动。儿子沐沐（化名）患有脊髓性肌萎缩症（spinal muscular atrophy，SMA），特效药诺西那生钠注射液要69.97万元一针，夫妇俩一直盼着这种药纳入医保。今天，国家医疗保障局联合人社部公布《国家基本医疗保险、工伤保险和生育保险药品目录（2021年）》（简称《医保药品目录》），诺西那生钠注射液被列入其中。那么，什么是国家基本药物？药品被纳入到医《医保药品目录》后有哪些影响？

学前导语：

国家基本药物制度是维护人民群众健康、保障公众基本用药权益而确立的一项重大医药卫生政策，是国家药物政策的核心和药品供应保障体系的基础。同学们在本课程的学习中，不仅要熟悉国家基本药物制度、基本医疗保险用药政策及相关规定，还要具备运用药事管理知识解决药学实践问题的能力，为工作后依法从事药事活动打下良好基础。

一、国家基本药物制度概述

（一）国家基本药物的概念和意义

国家基本药物是指满足疾病防治基本用药需求，适应现阶段基本国情和保障能力，剂型适宜，价格合理，能够保障供应，可公平获得的药品。国家对基本药物的遴选、生产、流通、使用、定价、报销、监测评价等环节实施有效管理的制度。

国家基本药物制度是维护人民群众健康、保障公众基本用药权益而确立的一项重大医药卫生政策，与公共卫生、医疗服务、医疗保障体系相衔接，是国家药物政策的核心和药品供应保障体系的基础。

（二）国家基本药物管理部门及职能

国家基本药物管理部门为中华人民共和国国家卫生健康委员会下属药物政策与基本药物制度司，其主要职能是：完善国家基本药物制度，组织拟订国家药物政策和国家基本药物目录。开展药品使用监测、临床综合评价和短缺药品预警。提出药品价格政策和《国家基本药物目录》内药品生产鼓励扶持政策的建议。

二、国家基本药物的遴选

（一）国家基本药物的遴选原则

国家基本药物的遴选应当按照"防治必需、安全有效、价格合理、使用方便、中西药并重、基本保障、临床首选"的原则，结合我国用药特点和基层医疗卫生机构配备的要求，参照国际经验，合理确定品种（剂型）和数量，强化基本药物"突出基本、防治必需、保障供应、优先使用、保证质量、降低负担"的功能定位。

（二）目录的调整

《国家基本药物目录》的品种和数量调整应当根据以下因素确定：①我国基本医疗卫生需求和基本医疗保障水平变化；②我国疾病谱变化；③药品不良反应监测评价；④国家基本药物应用情况监测和评估；⑤已上市药品循证医学、药物经济学评价；⑥国家基本药物工作委员会规定的其他情况。在保持数量相对稳定的基础上，实行《国家基本药物目录》动态调整，原则上每3年调整一次。必要时，国家基本药物工作委员会适时组织调整。

（三）目录的组成

2018年版《国家基本药物目录》的药品分为化学药品和生物制品、中成药、中药饮片三部分，其中化学药品和生物制品417个品种，中成药268个品种，中药饮片不列具体品种，共685个品种。对中药饮片，规定"颁布国家药品标准的中药饮片为国家基本药物，国家另有规定的除外"。

三、国家基本医疗保险用药管理

基本医疗保险是为补偿劳动者因疾病风险造成的经济损失而建立的一项社会保险制度，也是社会保险制度中最重要的险种之一，与基本养老保险、工伤保险、失业保险、生育保险等共同构成现代保险制度。

（一）基本医疗保险药品目录的组成

《国家基本医疗保险、工伤保险和生育保险药品目录》（以下简称《医保药品目录》）的药品包括西药、中成药和中药饮片三部分。《医保药品目录》中的西药和中成药在《国家基本药物目录》的基础上遴选。

（二）基本医疗保险药品目录的确定和调整

确定《医保药品目录》品种时要考虑临床治疗的基本需要，也要考虑地区间的经济差异和用药习惯，中西药并重。纳入《医保药品目录》的药品应是临床必需、安全有效、价格合理、使用方便、市场能够保证供应的药品，并具备下列条件之一：现行版《中国药典》收载的药品；符合国家药品监督管理部门颁发标准的药品；国家药品监督管理部门批准正式进口的药品。为了建立健全更加公平可持续的医疗保障制度，根据基金支付能力适当调整目录范围，努力实现药品结构更加优化，管理更加规范，进一步提高医保基金使用效益，提升医保药品保障水平，有效缓解用药难用药贵。目录调整的基本原则是：①坚持以维护参保人健康为根本出发点；②坚持保证基本的定位；③坚持公开、公平、公正的专家评审制；④坚持统筹兼顾。

调入目录的西药和中成药应当是2018年12月31日（含）以前经国家药品监督管理部门注册上市的药品。优先考虑国家基本药物、癌症及罕见病等重大疾病治疗用药、慢性疾病用药、儿童用药、急救抢救用药等。

（三）不能纳入基本医疗保险用药范围的药品

不能纳入基本医疗保险用药范围的药品包括：①主要起营养滋补作用的药品；②部分可以入药的动物及动物脏器、干（水）果类；③用中药材和中药饮片泡制的各类酒制剂；④各类药品中的果味制剂、口服泡腾剂；⑤血液制品、蛋白类制品（特殊适应证与急救、抢救除外）；⑥人力资源和社会保障部门规定基本医疗保险基金不予支付的其他药品。

（四）基本医疗保险药品目录的分类

《医保药品目录》分为"甲类目录"和"乙类目录"。"甲类目录"的药品是临床治疗必需，使用广泛，疗效好，同类药品中价格低的药品。"乙类目录"的药品是可供临床治疗选择使用，疗效好，同类药品中比"甲类目录"药品价格略高的药品。

《医保药品目录》中列出了基本医疗保险、工伤保险和生育保险基金准予支付的中药饮片，同时列出了不得纳入基金支付的饮片范围。同时，目录包括限工伤保险基金准予支付费用的品种、限生育保险基金准予支付费用的品种。工伤保险和生育保险支付药品费用时不区分甲类、乙类。

（五）基本医疗保险药品使用的费用支付原则

使用"甲类目录"的药品所发生的费用，按基本医疗保险的规定支付。使用"乙类目录"的药品所发生的费用，先由参保人员自付一定比例，再按基本医疗保险的规定支付。个人自付的具体比例，由统筹地区规定，报省、自治区、直辖市医疗保障管理部门备案。对于国家免费提供的艾滋病病毒药物和国家基本公共卫生项目涉及的抗结核病药物、抗疟药物和抗血吸虫病药物，参保人员使用且符合公共卫生支付范围的，基本医疗保险、工伤保险和生育保险基金不予支付；不符合公共卫生支付范围的，基本医疗保险、工伤保险和生育保险基金按规定支付。

课堂问答 ——————
医保"甲类目录"和"乙类目录"是如何进行分类的？医保"甲类目录"和"乙类目录"在支付方面的区别是什么？

第四节　处方药与非处方药的分类管理

⊙ 情境导入

情境描述：

国家药品监督管理局在其网站上公布了关于芦荟珍珠胶囊处方药转换为非处方药的公告。根据《处方药与非处方药分类管理办法（试行）》（原国家药品监督管理局令第10号）的规定，经国家药品监督管理局组织论证和审定，芦荟珍珠胶囊由处方药转化为非处方药。药品生产企业对相关药品说明书进行修订。

学前导语：

实行药品分类管理，将药品分为处方药、非处方药，为公众从社会零售药店自购自用药品及实行自我药疗提供了安全基础。同学们在学习本课程的过程中，不仅要掌握国家药品分类管理政策及相关规定，还要具备运用药事管理知识解决药学实践问题的能力，为工作后依法从事药事活动打下良好基础。

一、处方药和非处方药分类管理的意义

药品分类管理是根据药品的安全性、有效性原则，依其品种、规格、适应证、剂量及给药途径等的不同，将药品分为处方药和非处方药并做出相应的管理规定。其核心是加强处方药的管理，规范非处方药的管理，减少不合理用药的发生，切实保证人民用药的安全有效。

药品分类管理的意义在于：①有利于保障人民用药安全有效，药品是特殊的商品，它有合理使用问题，否则不仅浪费药品资源，还会给消费者带来许多不良反应，甚至危及生命，有的还会产生机体耐药性或耐受性而导致以后治疗的困难。②有利于医药卫生事业健康发展，推动医药卫生制度改革，增强人们自我保健、自我药疗意识，促进我国"人人享有初级卫生保健"目标的实现；为医药行业调整产品结构，促进医药工业发展提供良好机遇。③有利于逐步与国际上通行的药品管理模式接轨，促进国际间合理用药的学术交流，提高用药水平。

二、处方药的管理

（一）处方药的概念和品种

1. 处方药　是指必须凭执业医师或执业助理医师处方才可购买、调配和使用的药品。

2. 被列为处方药的药品　一般是指特殊管理的药品；由于药品的毒性或其他影响使用、不安全的药品；因使用方法的规定（如注射剂）；新化合物新药等。部分被列为处方药的药品不允许在大众媒体上发布广告，如粉针剂类、大输液类、抗生素类的抗感染类药物等；还有一部分已列为处方药的药品不允许在药品零售企业经营，如麻醉药品、放射性药品、精神药品、终止妊娠药品、疫苗等。

（二）处方药的经营管理

1. 经营管理　药品上市许可持有人、批发企业销售处方药应遵循以下要求：①药品上市许可持有人应在处方药的包装或说明书上醒目地印刷相应的警示语或忠告语"凭医师处方销售、购买和使用！"②药品上市许可持有人、药品批发企业销售药品时，应当严格审核购药药品零售企业或药品零售连锁企业的经营类别，不得超经营类别向药品零售企业或药品零售连锁企业销售药品。③未依法获取药品经营许可证（零售）的药品上市许可持有人、药品批发企业不得直接向病患者推荐、销售处方药。

药品零售企业销售处方药与非处方药的要求：①药品零售企业销售处方药应当按照国家处方药与非处方药分类管理有关规定，凭执业医师或执业助理医师的处方销售；②处方应经执业药师审核，调配处方应当经过核对，对处方所列药品不得擅自更改或代用；③对有配伍禁忌或超剂量的处方，应当拒绝调配，必要时，经处方医师更正或重新签字后，方可调配、销售；④处方药不得采取开架自选销售方式，并应与非处方药分柜摆放；⑤处方药亦不得采用有奖销售、赠送药品或礼品等销售方式。

2. 广告管理　处方药只能在国务院卫生健康主管部门和国家药品监督管理部门共同指定的专业性医药报刊（期刊）上进行广告宣传，不得在大众媒介上发布广告或以其他任何方式进行以个人消费者为对象的广告宣传。

（三）处方药的使用管理

医疗机构药学部门可以根据临床住院和门诊治疗需要，按照法律法规，凭执业医师或执业助理医师开具的处方调配和发放处方药。

（四）处方药的标签和说明书的管理

药品上市许可持有人应在处方药药品包装或药品使用说明书上印制警示语："凭医师处方销售、购买和使用！"

我国实行特殊管理的药品（麻醉药品、精神药品、疫苗、血液制品、药品类易制毒化学品、医疗用毒性药品和放射性药品）均属于处方药，其说明书和标签必须印有规定的标识。

三、非处方药的管理

（一）非处方药的概念和品种

1. 非处方药　是指由国家药品监督管理部门公布的，不需要凭医师处方即可自行判断、购买和使用的药品。

2. 被列为非处方药的药品　①患者能自行判断药品的适应证，准备选择、使用该药品；②药品的安全范围大，正常使用时无严重不良反应，或者不良反应轻微、可逆、可察觉；③无潜在毒性；④药品不致细菌耐药性；⑤药品滥用、误用的存在可能较小；⑥药品诊疗效果确切且可察觉；⑦在正常条件下储存时药品质量稳定；⑧药品包装、标签、说明书内容确切、翔实易于理解；⑨使用时不需要医药工作人员的指导与监督。

（二）非处方药遴选原则

非处方药的遴选应遵循"应用安全、疗效确切、质量稳定、使用方便"原则。

（三）非处方药的经营管理

未依法取得药品经营许可证（零售）的药品上市许可持有人、药品批发企业不得以任何方式直接向患者推荐、销售非处方药。药品零售企业可不凭医师处方销售非处方药，但执业药师或其他药学技术人员应当向个人消费者提供必要的药学服务与用药指导。销售乙类非处方药时，执业药师或其他药学技术人员应当根据个人消费者咨询需求，提供科学合理的用药指导；销售甲类非处方药时，执业药师应当主动向个人消费者提供用药指导。不得采用"捆绑搭售""买商品赠药品"等方式直接或变相赠送销售甲类非处方药。非人工自助售药设备不得销售除乙类非处方药外的其他药品。

（四）非处方药的使用管理

医疗机构根据医疗需要可以决定或推荐使用非处方药；消费者有权自主选购非处方药，并须按非处方药标签和说明书所示内容使用。

非处方药的选用注意点

虽然非处方药较处方药安全，但并不意味着非处方药可以随意使用。选购、使用非处方药应注意以下问题：①注意购药渠道及有效证明；②购用药品要有针对性；③选购合格产品；④仔细阅读药品说明书；⑤正确用药；⑥避免联合用药；⑦注意疗效及不良反应。

（五）非处方药专用标识、标签和说明书的管理

1. 非处方药专有标识的管理　国家根据药品的安全性，将非处方药分为甲、乙两类。其中甲类非处方药应当在药师的指导下使用，乙类非处方药可由消费者自行选择、购买和使用。非处方药专有标识图案为椭圆形背景下的"OTC"3个英文字母的组合。在专有标识上红底白字的是甲类非处方药，绿底白字的是乙类非处方药（专有标识见第六章第一节）。

使用非处方药专有标识时，药品的使用说明书和大包装可以单色印刷，标签和其他包装必须按照国家药品监督管理部门公布的色标要求印刷。单色印刷时，非处方药专有标识下方必须具有"甲类"或"乙类"字样；非处方药专有标识应与药品标签、使用说明书、内包装、外包装一体化印刷，其大小可根据实际需要设定，但必须醒目、清晰，并按照国家药品监督管理部门公布的坐标比例使用；非处方药药品标签、使用说明书和每个销售基本单元包装印有中文药品通用名称（药品名称）的一面（侧），其右上角是非处方药专有标识的固定位置。

2. 非处方药标签和说明书的管理　必须经国家药品监督管理部门批准，要求用语应当科学、易懂，便于消费者自行判断、选择和使用。非处方药的包装必须印有国家指定的非处方药专有标识，以便消费者识别和执法人员监督检查；包装必须符合质量要求，方便储存、运输和使用。每个销售基本单元包装必须附有标签和说明书。药品上市许可持有人应在非处方药药品包装或药品使用说明书上印制警示语："请仔细阅读药品说明书并按说明使用或在药师指导下购买和使用！"如图4-1所示。

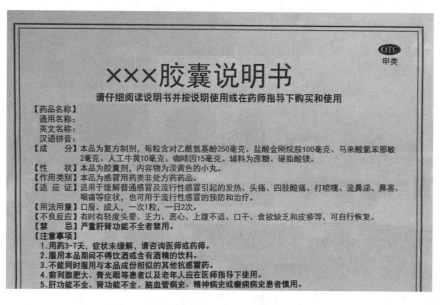

图4-1 非处方药的说明书示例

第五节 药品不良反应监测管理与召回

💿 情境导入

情境描述：

小明从××卫生学校药剂专业毕业后，成为某药店的营业员。某天有一名顾客来到药店购买某感冒药。当天晚上该名顾客的家属也来到药店，声称买的感冒药有问题，因为患者服用感冒药后出现了重度头晕、乏力、恶心、呕吐等症状，而且说明书中没有包含该警示信息。面对这样的情况，小明应该怎么做呢？

学前导语：

为加强上市药品的安全监管，保障公众用药安全，国家实行药品不良反应报告与监测管理；对于已上市存在缺陷的药品实行召回制度。同学们在本课程的学习中，不仅要掌握药品不良反应定义、分类及相关规定，药品召回的定义、分级及相关规定，还要具备运用药事管理知识解决药学实践问题的能力，为工作后依法从事药事活动打下良好基础。

一、药品不良反应的概念和分类

（一）药品不良反应的相关概念

1. 药品不良反应 是指合格药品在正常用法用量下出现的、与用药目的无关的有害反应。

药品不良反应定义表明：此处的药品是合格的药品；药品必须在正常的用法、用量情况下；人体出现的任何有害的、意外的反应；某些错误用药、超剂量或滥用药品而导致的不良后果，不应判定为药品不良反应。

2. 严重药品不良反应 是指因使用药品引起以下损害情形之一的反应，包括导致死亡；危及生命；致畸、致癌、致出生缺陷；导致显著的或者永久的人体伤残或者器官功能的损伤；导致住院或者住院时间延长；导致其他重要医学事件，如不进行治疗可能出现上述所列情况的。

3. 新的药品不良反应 是指药品说明书中未载明的不良反应。说明书中已有描述，但不良反应发生的性质、程度、后果或者频率与说明书描述不一致或者更严重的，按照新的药品不良反应处理。

4. 药品群体不良事件 是指同一药品在使用过程中，在相对集中的时间、区域内，对一定数量人群的身体健康或者生命安全造成损害或者威胁，需要予以紧急处置的事件。药品不良事件不同于药品不良反应，它通常指药品作用于机体，除发挥治疗功效外，有时还会产生某些与药品治疗目的无关的对人体有损害的反应，它不以"合格药品"为前提。

> **知识链接** ··

药品不良反应监测的必要性

药品不良反应是药品的固有属性，所有的药品都会存在或多或少、或轻或重的不良反应。药品不良反应监测工作是药品上市后安全监管的重要支撑，其目的是及时发现、控制药品安全风险。

严重药品不良反应/事件报告比例是衡量报告总体质量和可利用性的重要指标之一，药品不良反应监测评价工作一直将收集和评价新的和严重不良反应作为重点内容。新的和严重不良反应报告，尤其是严重不良反应报告数量多了，并不是说明药品安全水平下降，而是意味着监管部门掌握的信息越来越全面，对药品的风险更了解，风险更可控，对药品的评价更加有依据，监管决策更加准确。同样，在医疗实践中，能及时地了解药品不良反应发生的表现、程度，并最大限度地加以避免，也是保证患者安全的重要措施。

（二）药品不良反应的分类

常见的药品不良反应分为以下几类：

1. A型不良反应　可以预测，与常规的药理作用有关，反应的发生与剂量有关，发生率高而死亡率低，包括副作用、毒性作用、后遗效应、继发反应等。

2. B型不良反应　难以预测，常规毒理学不能发现；与常规的药理作用无关；反应的发生与剂量无关，但对不同的个体来说剂量与不良反应的发生无关，对同一敏感个体来说药物的量与反应强度相关；发生率低而死亡率高。其可分为药物异常性和患者异常性，包括特异质反应、变态反应等。

3. C型不良反应　不良反应发生的药理学机制尚不清楚，用药与发生没有明确的时间关系，潜伏期较长，属于迟现性反应，临床主要表现为致癌、致畸、致突变等。

4. 药品相互作用引起的不良反应　合并用药致药效或药动学方面的改变，一般可预测。

🔍 **案例分析** --

案例1：

患者王某在服用感冒药后，有时会出现有轻度头晕、乏力、恶心、上腹不适、口干、食欲缺乏和皮疹等症状，过了一段时间后这些现象又自行恢复。

案例2：

患者田某在口服降糖药格列齐特（此药需在饭前服用）后，没有立即进餐，发生了大汗、手脚无力、心慌等低血糖症状。

请同学们根据药品不良反应的分类进行分析，案例1和案例2是否属于药品不良反应？

分析：

案例1属于药品不良反应。因为患者王某出现的症状，是在服用合格的感冒药后，在正常用法用量下出现的；与用药目的无关的有害反应。

案例2不属于药品不良反应。因为患者田某出现的低血糖现象，是错误服药导致的。

二、药品不良反应监测报告制度

药品不良反应报告和监测是指药品不良反应的发现、报告、评价和控制的过程。为加强上市药品的安全监管，规范药品不良反应报告和监测的管理，保障公众用药安全，原卫生部于2011年颁布第81号令《药品不良反应报告与监测管理办法》，并于2011年7月1日起施行，在中华人民共和国境内开展药品不良反应报告、监测以及监督管理，适用本办法。

（一）药品不良反应监测报告管理的主管部门及其职责

国家药品监督管理部门主管全国药品不良反应报告和监测工作，地方各级药品监督管理部门主管本行政区域内的药品不良反应报告和监测工作。各级卫生行政部门负责本行政区域内医疗机构与实施药品不良反应报告制度有关的管理工作。

各级药品不良反应监测技术机构要按照相关规定，做好本行政区域内药品不良反应报告的收集、核实、评价、调查、反馈和上报。省级及以上药品不良反应监测技术机构应当对监测数据进行定期分析评估，组织对定期安全性更新报告和年度总结报告进行技术审核，开展不良反应事件聚集性信号的监测评价，开展不良反应报告的质量评估。

对已确认发生严重不良反应的药品，由国务院药品监督管理部门或者省、自治区、直辖市人民政府药品监督管理部门根据实际情况采取停止生产、销售、使用等紧急控制措施，并应当在5日内组织鉴定，自鉴定结论作出之日起15日内依法作出行政处理决定。

（二）我国的药品不良反应报告范围

上市5年以内的药品和列为国家重点监测的药品，报告该药品引起的所有可疑不良反应；上市5年以上的药品，主要报告该药品引起的严重、罕见或新的不良反应。

（三）药品不良反应报告的主体

药品上市许可持有人是药品安全责任的主体。药品上市许可持有人应当开展药品上市后不良反应监测，主动收集、跟踪分析疑似药品不良反应信息，对已识别风险的药品及时采取风险控制措施。药品上市许可持有人、药品生产企业、药品经营企业和医疗机构应当经常考察本单位所生产、经营、使用的药品质量、疗效和不良反应。发现疑似不良反应的，应当及时向药品监督管理部门和卫生健康主管部门报告。

（四）药品不良反应监测的内容

药品不良反应监测主要是监测上市后药品的不良反应情况，是药品再评价工作的一部分。监测工作的主要内容是：①收集药品不良反应信息，对药品不良反应的危害情况进行进一步的调查，及时向药品监督管理部门报告，提出对有关药品如何加强管理的意见、建议；②及时向药品生产、经营企业、医疗预防保健机构和社会大众反馈药品不良反应信息，防止药品不良反应的重复发生，保护人民的用药安全。

三、药品召回

（一）药品召回的概念

药品召回是指药品生产企业（包括进口药品的境外制药厂商，下同）按照规定的程序收回已上市销售的存在安全隐患的药品。安全隐患是指由于研发、生产等原因可能使药品具有的危及人体健康和生命安全的不合理危险。

知识链接 ···

《药品召回管理办法（征求意见稿）》简介

2021年9月27日国家药品监督管理局综合司再次公开征求《药品召回管理办法（征求意见稿）》，意见中指出药品召回是指药品上市许可持有人按照规定的程序收回已上市存在缺陷的药品，并采取相应措施，消除缺陷、控制风险的活动。存在缺陷的药品是指由于研发、生产、储运、标识等原因导致存在质量问题或者其他安全隐患的药品。该征求意见稿将《药品召回管理办法》中实施药品召回的主体改为药品上市许可持有人。

（二）药品召回的分类

药品召回分为主动召回和责令召回两类。

1. 主动召回　药品生产企业应当对收集的信息进行分析，对可能存在安全隐患的药品进行调查评估，发现药品存在安全隐患的，应当决定召回。

进口药品的境外制药厂商在境外实施药品召回的，应当及时报告国家药品监督管理局；在境内进行召回的，由进口单位按照规定负责具体实施。

2. 责令召回　药品监督管理部门经过调查评估，认为药品存在安全隐患的，药品生产企业应当召回药品而未主动召回的，应当责令药品生产企业召回药品。

必要时，药品监督管理部门可以要求药品生产企业、经营企业和使用单位立即停止销售和使用该药品。

（三）药品召回的分级

根据药品缺陷的严重程度，药品召回分为一级召回、二级召回和三级召回。其中，一级召回是指使用该药品可能引起严重健康危害的；二级召回是指使用该药品可能引起暂时的或者可逆的健康危害的；三级召回是指使用该药品一般不会引起健康危害，但由于其他原因需要收回的。药品生产企业应当根据召回分级与药品销售和使用情况，科学设计药品召回计划并组织实施。

（四）药品召回的要求

对存在安全隐患的药品，药品生产企业应按照程序在规定的时限内履行有关职责，见表4-1。

表4-1　药品召回程序和时限规定

召回程序	一级召回	二级召回	三级召回
制订召回计划，通知停止销售和使用，并向省级药品监督管理局报告	24小时	48小时	72小时
向省级药品监督管理局提交调查评估报告和召回计划	1日内	3日内	7日内
向省级药品监督管理局报告药品召回进展	每日	每3日	每7日

（五）药品召回后的处理

药品生产企业对召回药品的处理应当有详细的记录，并向药品生产企业所在地省、自治区、直辖市药品监督管理部门报告。必须销毁的药品，应当在药品监督管理部门监督下销毁。药品生产企业在召回完成后，应当对召回效果进行评价，向所在地省、自治区、直辖市药品监督管理部门提交药品召回总结报告。

●┈┈ 学习小结 ┈┈

1.　药品是指用于预防、治疗、诊断人的疾病，有目的地调节人的生理机能并规定有适应证或者功能主治、用法和用量的物质。

2.　药品的特殊性表现为药品使用的专属性、药品的两重性、药品质量的重要性、药品的时限性。

3.　药品质量特性主要表现为有效性、安全性、稳定性和均一性。

4.　药品标准是鉴别药品真伪、控制药品质量的主要依据，包括《中国药典》、国家药品监督管理部门颁布的其他药品标准、药品注册标准。

5.　基本药物是适应现阶段基本国情和保障能力，剂型适宜，价格合理，能够保障供应，可公平获得的药品。

6. 基本医疗保险是为补偿劳动者因疾病风险造成的经济损失而建立的一项社会保险制度，也是社会保险制度中最重要的险种之一。

7. 国家对药品实行分类管理，即处方药和非处方药。分类管理不是药品本质的属性，而是管理上的界定。

8. 药品不良反应是指合格药品在正常用法用量下出现的、与用药目的无关的有害反应。药品不良反应报告和监测是药品质量管理的一项重要内容。

9. 药品召回分为主动召回和责令召回。根据药品缺陷的严重程度，药品召回分为一级召回、二级召回和三级召回。

思考题

1. 什么是药品标准？中国的药品标准都包括哪些？哪个药品标准拥有最高权威性？

2. 在包装、标签和说明书的管理方面，处方药与非处方药的异同点有哪些？

3. 药品不良反应分哪几类？负责药品不良反应报告的主体包括哪些？哪个部门负责药品不良反应的监管？

4. 药品的质量特性具体包括哪些？

（田　洋）

第五章
特殊管理药品的管理

学习目标

知识目标

- 掌握　麻醉药品、精神药品的概念、特点及品种，以及麻醉药品和精神药品在生产、经营、使用、储存等环节的管理规定。
- 熟悉　医疗用毒性药品、药品类易制毒化学品和生物制品批签发的概念及管理规定。
- 了解　放射性药品、兴奋剂的概念及管理规定。

技能目标

- 能够根据标识准确识别麻醉药品、精神药品、医疗用毒性药品和放射性药品，并能初步对特殊管理药品的管理规定进行科普宣传。

德育目标

- 明确特殊药品须进行特殊管理对于维护社会稳定的必要性；教导学生珍爱生命，积极生活，远离毒品等生命陷阱。

情境导入

情境描述：

　　李某的孩子患有一种罕见的婴儿癫痫，她打听到可以服用一种名为"氯巴占"的第二类精神药品来缓解病情。但因我国暂未批准进口，国内无法购买到此种药品。为给孩子治病，李某从境外代购氯巴占，有时还作为国内收货人，将药分发给其他患儿家长。不久李某被当地检察院以"走私、运输、贩卖毒品罪"起诉。后经调查核实具体情况，因犯罪情节轻微，检察院最终决定不予起诉。

学前导语：

　　法理不外乎人情，检察院的不予起诉再次表明了中国共产党和中国政府从来都是与人民站在一条战线。但是有些药品因其特殊的品种特点，如不加管制，可能妨碍公正，或造成身体成瘾、中毒甚至死亡等恶性结果，影响社会安定。因此，必须严格遵照相关法律法规，对这些药品进行特殊的管理，对相关违法犯罪人员进行应有的处罚。

第一节　特殊管理药品概述

一、特殊管理药品的概念及分类

（一）特殊管理药品的概念

特殊管理药品，是指国家制定法律制度，实行比其他药品更加严格管制的药品。

特殊管理药品具有特殊的药理和生理作用，当合法、安全、合理使用时，可作为正常药品发挥防病治病的作用；但当研制、生产、经营、储存和使用等环节管理不当时，则会危害人民身心健康，甚至影响社会稳定和公共安全。因此，对此类药品必须实行有别于一般药品的特殊管理。

（二）特殊管理药品的分类

国家对麻醉药品、精神药品、医疗用毒性药品、放射性药品，实行特殊管理，是法律规定的特殊药品，简称为"麻、精、毒、放"。

其他特殊管理药品包括药品类易制毒化学品、兴奋剂、疫苗和血液制品等。

二、滥用特殊管理药品的危害

（一）毒品

1. 毒品的概念　毒品，是指鸦片、海洛因、甲基苯丙胺（冰毒）、吗啡、大麻、可卡因以及国家规定管制的其他能够使人形成瘾癖的麻醉药品和精神药品。

2. 吸毒的危害　吸毒即吸食毒品，是一种违法行为。一旦吸毒，百害而无一利。

（1）身心直接危害：吸毒后会使人产生不同程度的幻觉和思维障碍，进而扭曲人的心理健康，使人丧失积极生活的动力和羞耻心，降低身体免疫能力，损伤大脑和心脏等重要脏器功能。吸毒者上瘾时身体的戒断反应痛苦难忍，使心理依赖越发强烈，获取到毒品后极易过量摄入，最终导致死亡。

（2）间接感染危害：由于长期吸毒会使人体对毒品耐受增加，必须更大量摄入才会缓解"上瘾"时的痛苦，吸毒者便会从静脉注射毒品。因此，吸毒者之间乱用注射器的情况非常普遍，容易发生经血液传播的疾病的交叉感染，如化脓性感染、乙型肝炎和艾滋病等。

（3）家庭社会危害：吸毒者为了筹集毒资往往会掏空家庭资产，危害家人朋友，最终众叛亲离。更有甚者，会铤而走险偷盗抢劫，或吸毒后产生幻觉伤人、杀人，危害公共安全。

（4）违法犯罪危害：毒品泛滥是全球性问题，我国对毒品采取"零容忍"政策，保障人民群众生命财产不受毒品侵害的自由。

（二）其他能导致滥用成瘾的陷阱

1. 槟榔　长时间咀嚼槟榔会诱发口腔癌，但很多人还是欲罢不能，究其原因就在于槟榔中含有能引发成瘾的槟榔碱和槟榔次碱，长期食用会导致嚼食者出现幻觉、耐受、渴求和戒断等症状。槟榔作为一种中药，却没有成瘾性。这是因为药用槟榔的入药部位是种子而不是果实，且经过中药炮制后毒性有效降低了，服用方法也不是嚼服，不会直接接触口腔黏膜。

2. 笑气　笑气是一氧化二氮的别称，为无色气体，目前仅用于少部分牙科手术和分娩镇痛。大量或长期吸食笑气，会使脑部中枢神经系统处于缺氧状态，导致脑功能损伤、瘫痪、昏迷甚至死亡。笑气的精神成瘾性难以根除，因此笑气成瘾者在接受戒断治疗后复吸的概率很大。

3. 工业胶水　工业胶水主要成瘾成分为甲苯，被吸入后会很快经由血液进入中枢神经系统，产生抑制中枢神经的作用。初期会如饮酒般暂时兴奋，长期吸食则会出现戒断症状，失去上进动力，变成对周遭人与事物麻木不仁的病态性格。

4. 卡特树叶　卡特树，又称阿拉伯茶，其嫩叶富含极易令人成瘾的卡西酮。卡西酮化学结构上与摇头丸的主要成分安非他命相似，有强烈的致幻作用和成瘾性。2013年，卡西酮被我国列入第一类精神药品进行严格管控。

我国戒毒政策简介

我国戒毒工作坚持以人为本、科学戒毒、综合矫治、关怀救助的原则，采取自愿戒毒、社区戒毒、强制隔离戒毒、社区康复等多种措施，建立戒毒治疗、康复指导、救助服务兼备的工作体系。

国家鼓励吸毒成瘾人员自行戒除毒瘾。吸毒人员可以自行到戒毒医疗机构接受戒毒治疗。对自愿接受戒毒治疗的吸毒人员，公安机关对其原吸毒行为不予处罚。

第二节　麻醉药品和精神药品的管理

国务院为加强麻醉药品和精神药品的管理，保证麻醉药品和精神药品的合法、安全、合理使用，防止其流入非法渠道，根据《药品管理法》和其他有关法律的规定，制定并颁布了《麻醉药品和精神药品管理条例》（以下简称《条例》）。麻醉药品药用原植物的种植，麻醉药品和精神药品的实验研究、生产、经营、使用、储存、运输等活动以及监督管理，适用本条例。现行版《条例》自2005年11月1日起施行，2016年2月6日进行了最新修订，共九章89条。

一、麻醉药品和精神药品的概念与品种

（一）麻醉药品的概念和品种

1. 概念　麻醉药品是指连续使用后易产生身体依赖性，能成瘾癖的药品。

2. 品种　麻醉药品包括阿片类、可卡因类、芬太尼类等。《麻醉药品品种目录（2013年版）》共收录麻醉药品121种，其中我国生产及使用的有27个品种。

麻醉药品的标签和说明书上应印有麻醉药品专用标识（见书后彩图1）。

（二）精神药品的概念和品种

1. 概念　精神药品指直接作用于中枢神经系统，使之兴奋或抑制，连续使用能产

生依赖性的药品。精神药品分为第一类精神药品和第二类精神药品。

2. 品种　精神药品包括兴奋剂、致幻剂、镇静催眠剂、全身麻醉剂等。《精神药品品种目录（2013年版）》共有149个品种，其中第一类精神药品有68个品种，第二类精神药品有81个品种。目前，我国生产及使用的第一类精神药品有7个品种，第二类精神药品有29个品种。精神药品的标签和说明书上应印有精神药品专用标识（见书后彩图2）。

我国生产和使用的麻醉药品和精神药品品种目录见表5-1。

表5-1　我国生产和使用的麻醉药品和精神药品品种目录

类别	品种
麻醉药品	可卡因、罂粟浓缩物（包括罂粟果提取物，罂粟果提取物粉）、二氢埃托啡、地芬诺酯、芬太尼、氢可酮、氢吗啡酮、美沙酮、吗啡（包括吗啡阿托品注射液）、布桂嗪、羟考酮、哌替啶、瑞芬太尼、舒芬太尼、蒂巴因、可待因、右丙氧芬、双氢可待因、乙基吗啡、福尔可定、阿片（包括复方樟脑酊、阿桔片）、罂粟壳
第一类精神药品	哌醋甲酯、司可巴比妥、丁丙诺啡、γ-羟丁酸、氯胺酮、马吲哚、三唑仑
第二类精神药品	异戊巴比妥、格鲁米特、喷他佐辛、戊巴比妥、阿普唑仑、巴比妥、氯氮革、氯硝西泮、地西泮、艾司唑仑、氟西泮、劳拉西泮、甲丙氨酯、咪达唑仑、硝西泮、奥沙西泮、匹莫林、苯巴比妥、唑吡坦、丁丙诺啡透皮贴剂、布托啡诺及其注射剂、咖啡因、安钠咖、地佐辛及其注射剂、麦角胺咖啡因片、氨酚氢可酮片、曲马多、扎来普隆、佐匹克隆

二、麻醉药品和精神药品的种植、实验研究和生产管理

（一）麻醉药品药用原植物的种植管理

国务院药品监督管理部门和国务院农业主管部门共同确定麻醉药品药用原植物种植企业，并根据麻醉药品年度生产计划，制订麻醉药品药用原植物年度种植计划。其他单位和个人不得种植麻醉药品药用原植物。

（二）麻醉药品和精神药品的实验研究管理

经国家药品监督管理部门批准，获得"麻醉药品和精神药品实验研究立项批件"

后，方可开展麻醉药品和精神药品的实验研究，并在3年内完成临床前研究。药品研究单位在普通药品的实验研究中，产生《条例》规定的管制品种的，应当立即停止实验研究活动，并向国务院药品监督管理部门报告。

麻醉药品和第一类精神药品的临床试验，不得以健康人为受试对象。

（三）麻醉药品和精神药品的生产管理

1. 定点生产制度　国家对麻醉药品和精神药品实行定点生产制度。国务院药品监督管理部门应当根据麻醉药品和精神药品的需求总量，确定麻醉药品和精神药品定点生产企业的数量和布局。定点生产企业应当严格按照麻醉药品和精神药品年度生产计划安排生产，并依照规定向所在地省、自治区、直辖市人民政府药品监督管理部门报告生产情况。

2. 定点生产企业的审批　从事麻醉药品、精神药品生产的企业，应当具备《条例》中的相关条件，经所在地省、自治区、直辖市药品监督管理部门批准。

定点生产企业生产麻醉药品和精神药品，应当依规取得药品批准文号。国务院药品监督管理部门应当组织专家组对首次申请上市的麻醉药品和精神药品的社会危害性和被滥用的可能性进行评价，并提出是否批准的建议。未取得药品批准文号的，不得生产麻醉药品和精神药品。

三、麻醉药品和精神药品的经营管理

国家对麻醉药品和精神药品实行定点经营制度。国家药品监督管理部门根据麻醉药品和第一类精神药品的需求总量，确定麻醉药品和第一类精神药品的定点批发企业布局。麻醉药品和第一类精神药品的定点批发企业，应当具有保证供应责任区域内医疗机构所需麻醉药品和第一类精神药品的能力，并具有保证麻醉药品和第一类精神药品安全经营的管理制度。

麻醉药品和第一类精神药品的全国性批发企业，应当经国家药品监督管理部门批准，并明确其所承担供药责任的区域；区域性批发企业应当经所在地省、自治区、直辖市药品监督管理部门批准。

（一）麻醉药品和第一类精神药品的经营管理

药品经营企业不得经营麻醉药品和第一类精神药品原料药。但是供医疗、科学研究、教学使用的小包装上述药品可以由国家药品监督管理部门规定的药品批发企业经营。

全国性批发企业应当从定点生产企业购进麻醉药品和第一类精神药品。区域性批发企业可以从全国性批发企业购进麻醉药品和第一类精神药品；经批准也可以从定点生产企业购进麻醉药品和第一类精神药品。

全国性批发企业和区域性批发企业向医疗机构销售麻醉药品和第一类精神药品，应当将药品送至医疗机构。医疗机构不得自行提货。

麻醉药品和精神药品实行政府定价，禁止使用现金交易（个人合法购买除外）。麻醉药品和第一类精神药品不得零售。

（二）第二类精神药品的经营管理

麻醉药品和精神药品的全国性批发企业和区域性批发企业可以从事第二类精神药品批发业务。专门从事第二类精神药品批发业务的企业，应当经所在地省、自治区、直辖市药品监督管理部门批准。

经所在地设区的市级药品监督管理部门批准，实行"三统一"管理的药品零售连锁企业可以从事第二类精神药品零售业务。第二类精神药品零售企业应当凭执业医师出具的处方，按规定剂量销售第二类精神药品，并将处方保存2年备查；不得向未成年人销售第二类精神药品。

🔗 知识链接

药品零售连锁企业的"三统一"管理

《药品经营质量管理规范》附录中要求，药品零售连锁企业应实现药品统一采购、内部统一配送和统一的计算机管理体系，即"三统一"管理，以规范药品零售的质量管理，保障药品零售过程合规合法，维持药品质量合格。

根据《麻醉药品和精神药品管理条例》第三十一条的规定，经所在地设区的市级药品监督管理部门批准，实行统一进货、统一配送、统一管理的药品零售连锁企业可以从事第二类精神药品零售业务。即上文所说的"三统一"管理。

四、麻醉药品和精神药品的使用管理

（一）"麻醉药品、第一类精神药品购用印鉴卡"的管理

医疗机构需要使用麻醉药品和第一类精神药品的，应当经所在地设区的市级卫生主管部门批准，取得"麻醉药品、第一类精神药品购用印鉴卡"（以下称"印鉴卡"）。医疗机构应当凭"印鉴卡"向本省、自治区、直辖市行政区域内的定点批发企业购买麻醉药品和第一类精神药品。"印鉴卡"有效期为3年，有效期满前3个月，医疗机构需重新向原审批机构申请。

（二）麻醉药品和精神药品的处方管理

1. 医师处方资格　医疗机构应当按照国家卫生主管部门的规定，对本单位执业医师进行有关麻醉药品和精神药品使用知识的培训、考核，经考核合格的，授予麻醉药品和第一类精神药品处方资格。执业医师取得该处方资格后，方可在本医疗机构开具麻醉药品和第一类精神药品处方，但不得为自己开具该种处方。

2. 处方与调配管理　执业医师应当使用专用处方开具麻醉药品和精神药品，单张处方的最大用量（见第十一章）应当符合国家卫生主管部门的规定。对麻醉药品和第一类精神药品处方进行处方调配时，处方的调配人、核对人应当仔细核对，签署姓名，并予以登记。

医疗机构对麻醉药品和精神药品处方进行专册登记，麻醉药品和第一类精神药品处方至少保存3年备查，第二类精神药品处方至少保存2年备查。

五、麻醉药品和精神药品的储存和运输管理

（一）麻醉药品和精神药品的储存管理

麻醉药品药用原植物种植企业、定点生产企业、全国性批发企业和区域性批发企业以及国家设立的麻醉药品储存单位，应当设置的专库。

1. 麻醉药品和第一类精神药品的储存管理　①专库专柜；②专人管理；③双人双锁；④专用账册；⑤双人验收、双人复核；⑥专库需有监控设施和与公安机关报警系统联网的报警装置，专柜应当使用保险柜。

2. 第二类精神药品的储存管理　第二类精神药品经营企业应当在药品库房中设立独立的专库或者专柜储存第二类精神药品，并建立专用账册，实行专人管理。

麻醉药品和精神药品专用账册的保存期限应当自药品有效期期满之日起不少于5年。

（二）麻醉药品和精神药品的运输管理

托运、承运和自行运输麻醉药品和精神药品的单位，应当向所在地设区的市级药品监督管理部门申请领取运输证明，运输证明有效期为1年，并采取安全保障措施，防止麻醉药品和精神药品在运输过程中被盗、被抢、丢失。

六、法律责任

麻醉药品药用原植物种植企业、定点生产企业、定点批发企业、第二类精神药品

零售企业、取得"印鉴卡"的医疗机构等单位违反规定，由药品监督管理部门根据《条例》给予相应的处罚。

医师违规开具麻醉药品和精神药品处方，或未按要求使用麻醉药品和第一类精神药品的，由从业单位取消其相应处方权，造成严重后果的，由原发证部门吊销其执业证书。药师调配麻醉药品和第一类精神药品处方过程中违反《条例》的相应规定造成严重后果的，由原发证部门吊销其执业证书。

以上行为构成犯罪的，依法追究刑事责任。

第三节　医疗用毒性药品和放射性药品的管理

一、医疗用毒性药品的管理

（一）医疗用毒性药品的概念和品种

1. 概念　医疗用毒性药品（以下简称毒性药品）是指毒性剧烈、治疗剂量与中毒剂量相近、使用不当会致人中毒或死亡的药品。

毒性药品的标签和说明书上应印有毒性药品专用标识（见书后彩图3）。

2. 品种　毒性药品分为毒性中药品种和毒性西药品种。

（1）毒性中药品种（28种）：砒石（红砒、白砒）、砒霜、水银、生马钱子、生川乌、生草乌、生白附子、生附子、生半夏、生南星、生巴豆、斑蝥、青娘虫、红娘子、生甘遂、生狼毒、生藤黄、生千金子、生天仙子、闹羊花、雪上一枝蒿、红升丹、白降丹、蟾酥、洋金花、红粉、轻粉、雄黄。上述品种是指原料药和饮片，不含制剂。

（2）毒性西药品种（13种）：去乙酰毛花苷丙、阿托品（包括其盐类）、洋地黄毒苷、氢溴酸后马托品、三氧化二砷、毛果芸香碱（包括其盐类）、升汞、水杨酸毒扁豆碱、氢溴酸东莨菪碱、亚砷酸钾、士的宁（包括其盐类）、亚砷酸注射液、A型肉毒毒素及其制剂。上述品种除亚砷酸注射液、A型肉毒毒素制剂以外均指原料药。

（二）医疗用毒性药品的管理

1. 医疗用毒性药品的生产和购销　毒性药品年度生产、收购、供应和配制计划，由省、自治区、直辖市医药管理部门根据医疗需要制订并下达。药品生产企业必须由医药专业人员负责生产、配制和质量检验，并建立严格的管理制度，严防与其他药品混杂。每次配料，必须经两人以上复核无误，详细记录所用原料和成品数，经手人要签字备查。过程中产生的废弃物，必须妥善处理，不得污染环境。标示量要准确无误，包装容器要有毒药标志。建立完整的生产记录，保存5年备查。

加工炮制毒性中药，必须按照法定的炮制规范进行。

医疗用毒性药品的收购、经营，由各级医药管理部门指定的药品经营单位负责；配方用药由国营药店、医疗单位负责。购销、加工、使用毒性药品的单位必须建立健全毒性药品管理制度，专柜加锁并由专人保管。

药品零售企业不得零售A型肉毒毒素制剂。

2. 医疗用毒性药品的使用 医疗单位凭医师签名的正式处方供应和调配毒性药品。每次处方剂量不得超过2日极量。调配处方时，必须认真负责，计量准确，按医嘱注明要求，并由配方人员及具有药师以上技术职称的复核人员签名盖章后方可发出。对处方未注明"生用"的毒性中药，应当付炮制品。处方1次有效，取药后处方保存2年备查。

药品零售企业供应毒性药品，须凭盖有医师所在医疗机构公章的处方。科研和教学单位所需的毒性药品，须持本单位的证明信，经单位所在地县以上卫生行政部门批准后，供应部门方能发售。

已取得医疗机构许可证的医疗机构或医疗美容机构方可使用A型肉毒毒素制剂。

🔗 知识链接

A型肉毒毒素制剂简介

A型肉毒毒素制剂一般指注射用A型肉毒毒素，用于治疗眼睑痉挛、面肌痉挛等成人患者及某些斜视，特别是急性麻痹性斜视、共同性斜视、内分泌肌病引起的斜视及无法手术矫正或手术效果不佳的12岁以上的斜视患者，还用于暂时性改善65岁及65岁以下成人因皱眉肌和/或降眉间肌活动引起的中度至重度眉间纹。

不当使用注射用A型肉毒毒素可能会引起肌肉松弛麻痹，严重时可能会引发呼吸衰竭、心力衰竭等危及生命健康的症状。为加强对A型肉毒毒素的监督管理，2008年我国原卫生部和原国家食品药品监督管理局共同将A型肉毒毒素及其制剂列为医疗用毒性药品管理。

（三）法律责任

对违反《医疗用毒性药品管理办法》规定，擅自生产、收购、经营毒性药品的单位或者个人，由县以上卫生行政部门没收其全部毒性药品，并处以警告或按非法所得的5~10倍罚款。情节严重、致人伤残或死亡，构成犯罪的，由司法机关依法追究其刑事责任。

二、放射性药品的管理

（一）放射性药品的概念和品种

1. 概念　《放射性药品管理办法》明确规定，放射性药品是指用于临床诊断或者治疗的放射性核素制剂或者其标记药物。

2. 品种　放射性药品包括裂变制品、推照制品等。《中华人民共和国药典》（2020年版）收载包括含放射性核素氟 [^{18}F]、碘 [^{131}I]、锝 [^{99m}Tc] 等的药品品种共30种。放射性药品的标签和说明书上应印有放射性药品专用标识（见书后彩图4）。

知识链接 ....

放射性核素及其应用简介

放射性核素，也叫不稳定核素，是相对于稳定核素来说的。它是指不稳定的原子核，能自发地放出射线（如α射线、β射线等），通过衰变形成稳定的核素。衰变时放出的能量称为衰变能，衰变到原始数目一半所需要的时间称为衰变半衰期。

正电子发射断层成像（positron emission tomography，PET）是具有代表性的核医学领域比较先进的临床检查影像技术。PET是将某种生物生命代谢中必需的物质，如葡萄糖、蛋白质、核酸、脂肪酸，标记上短半衰期的放射性核素（如氟 [^{18}F]、碳 [^{11}C] 等），注入人体后，通过监测该物质在代谢中的聚集，来反映生命代谢活动的情况，从而达到诊断的目的。我国现阶段主要应用于PET扫描的放射性药品有氟 [^{18}F] 脱氧葡糖注射液等。

（二）放射性药品的管理

国务院药品监督管理部门负责全国放射性药品监督管理工作；国务院国防科技工业主管部门依据职责负责与放射性药品有关的管理工作；国务院环境保护主管部门负责与放射性药品有关的辐射安全与防护的监督管理工作。

1. 放射性药品的生产和购销　开办放射性药品生产、经营企业，必须具备《药品管理法》和《放射性药品管理办法》规定的条件，经所在省、自治区、直辖市国防科技工业主管部门审查同意，所在省、自治区、直辖市药品监督管理部门审核批准后，由所在省、自治区、直辖市药品监督管理部门发给"放射性药品生产企业许可证"。开办放射性药品经营企业，经所在省、自治区、直辖市药品监督管理部门审核并征求所在省、自治区、直辖市国防科技工业主管部门意见后批准的，由所在省、自治区、直辖市药品监督管理部门发给"放射性药品经营企业许可证"。无许可证的生产、经营企业，一律不准生产、销售放射性药品。许可证有效期为5年，期满前6个月，向原发证部门重新提出申请，按申办审批程序批准后，换发新证。

2. 放射性药品的使用和进口　医疗单位符合国家有关放射性同位素安全和防护的规定，具备相应的核医疗技术人员的水平和设备条件，可以向所在地的省、自治区、直辖市药品监督管理部门递交申请，经审核批准后，获发相应等级的"放射性药品使用许可证"，方可购买、使用放射性药品。"放射性药品使用许可证"有效期为5年，期满前6个月可向原发证机关申请重新审核发证。

放射性药品的运输，按国家运输、邮政等部门制定的有关规定执行。严禁任何单位和个人随身携带放射性药品乘坐公共交通运输工具。

放射性药品使用后的废物（包括患者排出物），必须按国家有关规定妥善处置。

经国家药品监督管理部门审核批准的含有短半衰期放射性核素的药品，在保证安全使用的情况下，可以边检验边出厂或者边进口检验边投入使用。

（三）法律责任

对违反《放射性药品管理办法》规定的单位或者个人，由县以上药品监督管理、卫生行政部门，按照《药品管理法》和有关法规的规定处罚。

第四节　其他特殊管理药品的管理

一、兴奋剂的管理

（一）兴奋剂的概念

兴奋剂是指运动员参赛时禁用的药物，具体是指能起到增强或辅助增强自身体能或控制能力，以达到提高比赛成绩的某些药物或生理物质。现在是国际上对运动员禁用药物的习惯称谓。

（二）兴奋剂的分类

运动员为提高成绩而最早服用的药物大多属于刺激剂类，后来被禁用的其他类型药物并不都具有兴奋性（如利尿剂），甚至有的还具有抑制性（如β受体拮抗剂）。

根据《2022年兴奋剂目录》，我国禁止运动员使用的兴奋剂包括：① 蛋白同化制剂品种87种（雄酮、乙雌烯醇等）；② 肽类激素品种68种（促红素类、胰岛素类等）；③ 麻醉药品品种14种（大麻、美沙酮等）；④ 刺激剂（含精神药品）品种79种（丁丙诺啡、肾上腺素等）；⑤ 药品类易制毒化学品品种3种（麻黄碱、甲基麻黄碱、伪麻黄碱）；⑥ 医疗用毒性药品品种1种（士的宁）；⑦ 其他品种115种（呋塞米、倍他洛尔等）。

除使用以上兴奋剂外，还禁止运动员使用另外一些方法妨碍体育公正。《2022年兴奋剂目录》对这些方法作出了明确的阐述，包括：篡改血液和血液成分、化学和物理篡改、应用基因和细胞兴奋剂。

（三）兴奋剂的管理规定

国家对《2022年兴奋剂目录》所列禁用物质实行严格管理，任何单位和个人不得非法生产、销售、进出口。

1. 生产管理　生产企业应当记录蛋白同化制剂、肽类激素的生产、销售和库存情况，并保存记录至超过蛋白同化制剂、肽类激素有效期2年。药品、食品中含有《2022年兴奋剂目录》所列禁用物质的，生产企业应当在包装标识或者产品说明书上用中文注明"运动员慎用"字样。

2. 经营管理　取得"药品经营许可证"的药品批发企业，经省、自治区、直辖市药品监督管理部门批准，方可经营蛋白同化制剂、肽类激素，其相关验收、检查、保管、销售和出入库登记记录应当保存至超过蛋白同化制剂、肽类激素有效期2年。

除胰岛素外，药品零售企业不得经营蛋白同化制剂或者其他肽类激素。

3. 使用管理　医疗机构只能凭依法享有处方权的执业医师开具的处方向患者提供蛋白同化制剂、肽类激素。处方应当保存2年。

二、药品类易制毒化学品的管理

（一）易制毒化学品

《易制毒化学品管理条例》明确规定，易制毒化学品是可以被用于制造毒品的化学品。第一类易制毒化学品是可以用于制毒的主要原料，第二类、第三类是可以用于制毒的化学配剂，如苯乙酸、乙醚、丙酮、硫酸等。

（二）药品类易制毒化学品

自2010年5月1日起施行的《药品类易制毒化学品管理办法》中明确规定，药品类易制毒化学品属于第一类易制毒化学品，包括麦角酸、麦角胺、麦角新碱和麻黄素、伪麻黄素、消旋麻黄素、去甲麻黄素、甲基麻黄素、麻黄浸膏、麻黄浸膏粉等麻黄素类物质。注意：①上述物质包括可能存在的盐类；②上述物质包括原料药及其单方制剂。

（三）药品类易制毒化学品的管理规定

1. 生产、购销　生产、经营药品类易制毒化学品，应当经所在地省、自治区、直辖市药品监督管理部门批准，取得药品类易制毒化学品生产、经营许可。生产药品类易制毒化学品，还应当依照《药品管理法》和相关规定取得药品批准文号。药品类易制毒化学品以及含有药品类易制毒化学品的制剂不得委托生产。

药品类易制毒化学品单方制剂和小包装麻黄素，纳入麻醉药品销售渠道经营，仅能由麻醉药品全国性和区域性批发企业经销，不得零售。药品类易制毒化学品禁止使用现金或者实物进行交易，其生产、经营企业销售药品类易制毒化学品，应当逐一建立购买方档案。

国家对药品类易制毒化学品实行购买许可制度。购买药品类易制毒化学品的，应当办理"药品类易制毒化学品购用证明"（以下简称"购用证明"），有效期为3个月。医疗机构凭"麻醉药品、第一类精神药品购用印鉴卡"购买药品类易制毒化学品单方制剂和小包装麻黄素的可以豁免办理"购用证明"。

2. 安全管理　药品类易制毒化学品生产、经营和使用企业，应当设置专库或者在药品仓库中设立独立的专库（柜）储存药品类易制毒化学品；应当建立药品类易制毒化学品专用账册，保存期限应当自药品类易制毒化学品有效期期满之日起不少于2年；其关键生产岗位、储存场所应当设置电视监控设施，安装报警装置并与公安机关联网。

麻醉药品全国性批发企业、区域性批发企业可在其麻醉药品和第一类精神药品专库中设专区存放药品类易制毒化学品。教学科研单位应当设立专柜储存药品类易制毒化学品。专库应当设有防盗设施，专柜应当使用保险柜；专库和专柜应当实行双人双锁管理。

3. 监督管理　县级以上负责药品监督管理的部门负责本行政区域内药品类易制毒化学品生产、经营、使用单位的监督检查。被检查单位及其工作人员应当配合监督检查，不得拒绝或者隐匿。

药品类易制毒化学品生产、经营企业应定期向所在地县级以上负责药品监督管理的部门、公安机关及中国麻醉药品协会报送药品类易制毒化学品生产、经营和库存情况。

药品类易制毒化学品的生产、经营、使用单位，对过期、损坏的药品类易制毒化学品应当登记造册，经申请后由所在地县级以上负责药品监督管理的部门现场监督下销毁。

🔍 **案例分析** --

案例：

张三把自建的简易房做成了简易的"化学实验室"，其间以身体不适等为借口多次骗家人为其购买某款感冒药十多盒。2个月后，公安机关将张三成功抓获，在其家中查获了实验器具、可疑液体、固体混合物等。被抓后的张三谎称自己曾听信他人试图从某感冒药中提取麻黄素并炼制冰毒，但失败后就放弃了，辩解家里的设备全是用来提炼精油和花露水所用。经鉴定，液体及固体混合物内检测出麻黄碱和浓度极低的甲基苯丙胺（冰毒）。

分析：

所在地市级人民检察院依法以涉嫌制造毒品罪对张三提起公诉。法院经审理，被告人张三开始着手制造毒品，但其未制造出毒品或者半成品，故认定其系犯罪未遂，依法比照既遂犯从轻处罚，判决被告人张三犯制造毒品罪，判处有期徒刑十个月，并处罚金人民币2 000元。

❓ **课堂问答** --------------------------------
含麻黄碱类复方制剂属于药品类易制毒化学品，还是属于含特殊药品的复方制剂呢？国家对含麻黄碱类复方制剂严格管理，遏制其从药用渠道流失、被滥用或提取制毒，是否有必要？

三、生物制品的管理

生物制品是指以微生物、动物毒素等为起始材料，采用生物学或分离纯化技术制备的生物活性制剂，包括疫苗、菌苗、毒素、类毒素、免疫血清、血液制品、免疫球蛋白等。血液制品包括各种人血浆蛋白制品，如人血白蛋白、免疫球蛋白（乙型肝炎等）、人凝血因子Ⅷ等。

（一）疫苗管理

疫苗是指为预防、控制疾病的发生、流行，用于人体免疫接种的预防性生物制品，包括免疫规划疫苗和非免疫规划疫苗。为了加强疫苗管理，保证疫苗质量和供应，规范预防接种，促进疫苗行业发展，保障公众健康，维护公共卫生安全，我国制定《中华人民共和国疫苗管理法》，共十一章100条，自2019年12月1日起施行。

免疫规划疫苗是指居民应当按照政府的规定接种的疫苗。非免疫规划疫苗是指由居民自愿接种的其他疫苗。

国家实行免疫规划制度。居住在中国境内的居民，依法享有接种免疫规划疫苗的权利，履行接种免疫规划疫苗的义务。政府免费向居民提供免疫规划疫苗，接种单位接种免疫规划疫苗不得收取任何费用。

疫苗生产企业应当在其供应的纳入国家免疫规划疫苗的最小外包装的显著位置，标明"免费"字样以及国家卫生主管部门规定的"免疫规划"专用标识（见书后彩图5）。

国家对疫苗生产实行严格准入制度。从事疫苗生产活动，应当经省级以上人民政府药品监督管理部门批准，取得"药品生产许可证"。从事疫苗生产活动，除符合《中华人民共和国药品管理法》规定的从事药品生产活动的条件外，还应当具备下列条件：①具备适度规模和足够的产能储备；②具有保证生物安全的制度和设施、设备；③符合疾病预防、控制需要。

疫苗上市许可持有人应当按照采购合同约定，向疾病预防控制机构供应疫苗。疫苗的配送应当确保冷链储存、运输条件。

疫苗上市许可持有人、疾病预防控制机构、接种单位、疫苗配送单位应当按照规定，建立真实、准确、完整的疫苗相关记录，并保存至疫苗有效期满后不少于5年备查。

除此之外，国家还实行疫苗全程电子追溯制度和疫苗安全信息统一公布制度等，完善对疫苗的全过程严格管理。

（二）生物制品批签发管理

2021年3月1日起施行的《生物制品批签发管理办法》中明确规定，生物制品批签发是指国家药品监督管理局对获得上市许可的疫苗类制品、血液制品、用于血源筛查的体外诊断试剂以及国家药品监督管理局规定的其他生物制品，在每批产品上市销售前或者进口时，经指定的批签发机构进行审核、检验，对符合要求的发给批签发证明的活动。

批签发申请人应当是持有药品批准证明文件的境内外药品上市许可持有人。境外药品上市许可持有人应当指定我国境内企业法人办理批签发。

1. 批签发机构确定　国家药品监督管理局负责规定批签发品种范围，指定批签发机构。省、自治区、直辖市药品监督管理部门负责本行政区域批签发申请人的监督管理。

国家药品监督管理局指定的批签发机构（如中国食品药品检定研究院）负责批签发的受理、资料审核、样品检验等工作，并依法作出批签发决定。国家药品监督管理局食品药品审核查验中心承担批签发过程中的境外现场检查等工作。

2. 批签发申请　批签发申请人在生产、检验完成后，在生物制品批签发管理系统内填写生物制品批签发申请表，凭表向省、自治区、直辖市药品监督管理部门或者其指定的抽样机构提出抽样申请，抽样人员现场抽样封存样品。批签发申请人将封存样品在规定条件下送至批签发机构办理批签发登记，同时提交批签发申请资料。

对于国家疾病防控应急需要的生物制品，经国家药品监督管理局批准，企业在完成生产后即可向批签发机构申请同步批签发。预防、控制传染病疫情或者应对突发事件急需的疫苗，经国家药品监督管理局批准，免予批签发。

3. 审核、检验、检查与签发　疫苗批签发应当逐批进行资料审核和抽样检验，其他生物制品批签发可以采取资料审核的方式，也可以采取资料审核和样品检验相结合的方式进行，并可根据需要进行现场核实。未通过批签发的产品，不得上市销售或者进口，应在相关主管部门监督下销毁。

● ···· 学习小结 ·····················

1. 麻醉药品是指连续使用后易产生身体依赖性，能成瘾癖的药品。

2. 精神药品是指直接作用于中枢神经系统，使之兴奋或抑制，连续使用能产生依赖性的药品。根据安全性将精神药品分为第一类精神药品和第二类精神药品。

3. 国家对麻醉药品和精神药品实行定点生产和定点经营制度。麻醉药品和第一类精神药品不得零售，第二类精神药品可在经许可的实行"三统一"管理的药品零售连锁企业中零售。所有麻醉药品和精神药品均为处方药。

4. 麻醉药品和第一类精神药品的储存实行专库专柜、专账专册、专人、双人双锁、防盗报警的严格管理。

5. 医疗用毒性药品是指毒性剧烈、治疗剂量与中毒剂量相近、使用不当会致人中毒或死亡的药品。分为毒性中药品种和毒性西药品种。

6. 放射性药品是指用于临床诊断或者治疗的放射性核素制剂或者其标记药物。

7. 其他特殊管理的药品包括兴奋剂、药品类易制毒化学品、生物制品等。

1. 什么是特殊管理药品？包括哪几类？

2. 什么是麻醉药品、精神药品？麻醉药品和精神药品的储存管理规定有哪些？

3. 药品类易制毒化学品包括哪些？

4. 什么是医疗用毒性药品？使用中有哪些规定？

（高彩梅）

第六章
药品信息管理

学习目标

知识目标

- 掌握　药品包装管理、药品标签管理、药品广告管理的相关规定。
- 熟悉　药品说明书的概念及内容要求、药品广告的概念及特性。
- 了解　药品说明书的格式、药品广告的法律责任。

技能目标

- 学会运用药品信息管理的相关规定辨别药品类别和药品广告的合法性。

德育目标

- 在药品宣传过程中遵循实事求是的态度，传递真实的药品信息。

情境导入

情境描述：

　　××制药有限公司生产药品"龟蛇酒"，其批准的功能主治为"滋阴补肾、益气活血、舒筋通络、祛风除湿。用于老年体弱，头昏眼花，腰膝酸软，尿频，四肢麻木，关节酸痛"。但该公司在广告宣传中宣称"一口龟蛇酒喝好了18种疾病""每天两口龟蛇酒，大病小病都赶走""九年瘫痪在床，6瓶龟蛇酒使我下地能走""服用15天咳喘气短症状消失，服用1个疗程，血压、血脂平稳，关节活动自如，服用3个疗程，心脑血管疾病患者彻底摆脱疾病突发的危险，整体机能平均年轻10岁"。2011年，国家食品药品监督管理局对该公司的虚假宣传依法进行了通报。

学前导语：

　　药品广告是药品生产经营者通过一定媒介和形式直接或间接推销药品的信

息，必须真实、合法，在国家相关的法律法规下发布。本章将学习药品信息管理的法律法规知识，引导同学们为工作后依法从事药事活动打下良好基础。

第一节 药品包装、标签和说明书管理

药品包装、标签和说明书是药品外在质量的主要体现，是传递药品信息、指导医师用药、消费者购买使用药品以及药师开展合理用药咨询的主要依据之一。为规范药品说明书和标签的管理，国家药品监督管理部门颁布了《药品说明书和标签管理规定》，自2006年6月1日起施行。

一、药品包装、标签管理

（一）药品包装的管理

1. 药品包装的概念及分类 药品包装是指药品在使用、保管、运输和销售过程中，为保持其价值和保护其安全而用包装材料经技术处理的一种状态。药品包装分为内包装和外包装。

（1）内包装：指直接与药品接触的包装，如安瓿、大输液瓶、片剂或胶囊的泡罩铝箔等。

（2）外包装：指内包装以外的包装，按由里向外可分为中包装和大包装。

2. 药品包装管理规定 直接接触药品的包装材料和容器，应当符合药用要求，符合保障人体健康、安全的标准。对不合格的直接接触药品的包装材料和容器，由药品监督管理部门责令停止使用。

药品包装应当适合药品质量的要求，方便储存、运输和医疗使用。发运中药材应当有包装。在每件包装上，应当注明品名、产地、日期、供货单位，并附有质量合格的标志。

药品包装必须按照规定印有或者贴有标签，不得夹带其他任何介绍或者宣传产品、企业的文字、音像及其他资料。药品生产企业生产供上市销售的最小包装必须附有说明书。

生产中药饮片，应当选用与药品性质相适应的包装材料和容器。包装不符合规定的中药饮片，不得销售。中药饮片包装必须印有或者贴有标签。

（二）药品标签的管理

1. 药品标签的概念及分类　药品标签是指药品包装上印有或者贴有的内容，分为内标签和外标签。

（1）内标签：指直接接触药品的包装的标签。内标签应当包含药品通用名称、适应证或者功能主治、规格、用法用量、生产日期、产品批号、有效期、生产企业等内容。包装尺寸过小无法全部标明上述内容的，至少应当标注药品通用名称、规格、产品批号、有效期等内容。

（2）外标签：指内标签以外的其他包装的标签。外标签应当注明药品通用名称、成分、性状、适应证或者功能主治、规格、用法用量、不良反应、禁忌、注意事项、贮藏、生产日期、产品批号、有效期、批准文号、生产企业等内容。适应证或者功能主治、用法用量、不良反应、禁忌、注意事项不能全部注明的，应当标出主要内容并注明"详见说明书"字样。

2. 药品名称管理　药品名称必须符合国家药品监督管理部门公布的药品通用名称和商品名称的命名原则，并与药品批准证明文件的相应内容一致。

（1）药品通用名称：应当显著、突出，其字体、字号和颜色必须一致，并符合以下要求。①对于横版标签，必须在上三分之一范围内显著位置标出；对于竖版标签，必须在右三分之一范围内显著位置标出；②不得选用草书、篆书等不易识别的字体，不得使用斜体、中空、阴影等形式对字体进行修饰；③字体颜色应当使用黑色或者白色，与相应的浅色或者深色背景形成强烈反差；④除因包装尺寸的限制而无法同行书写的，不得分行书写。

（2）药品商品名称：不得与通用名称同行书写，其字体和颜色不得比通用名称更突出和显著，其字体以单字面积计不得大于通用名称所用字体的二分之一。

（3）注册商标：药品说明书和标签中禁止使用未经注册的商标以及其他未经国家药品监督管理局批准的药品名称。药品标签使用注册商标的，应当印刷在药品标签的边角，含文字的，其字体以单字面积计不得大于通用名称所用字体的四分之一。

3. 药品标签上有效期的规定　药品标签中的有效期应当按照年、月、日的顺序标注，年份用四位数字表示，月、日用两位数表示。其具体标注格式为"有效期至××××年××月"或者"有效期至××××年××月××日"；也可以用数字和其他符号表示为"有效期至××××.××."或者"有效期至××××/××/××"等。有效期若标注到日，应当为起算日期对应年、月、日的前一日，若标注到月，应当为起算月份对应年月的前一个月。

4. 专用标识管理　麻醉药品、精神药品、医疗用毒性药品、放射性药品、外用药品和非处方药品等国家规定有专用标识的，其说明书和标签必须印有规定的标识（见书后彩图6~彩图8）。

5. 其他管理规定　药品的标签应当以说明书为依据，其内容不得超出说明书的范围，不得印有暗示疗效、误导使用和不适当宣传产品的文字和标识。对贮藏有特殊要求的药品，应当在标签的醒目位置注明。

同一药品生产企业生产的同一药品，药品规格和包装规格均相同的，其标签的内容、格式及颜色必须一致；药品规格或者包装规格不同的，其标签应当明显区别或者明显标注规格项。同一药品生产企业生产的同一药品，分别按处方药与非处方药管理的，两者的包装颜色应当明显区别。

二、药品说明书管理

（一）药品说明书的概念和作用

1. 概念　药品说明书是指药品生产企业印制并提供的与药品使用有关的信息文字，包含药理学、毒理学、药效学、医学等药品安全性、有效性重要科学数据和结论，用以指导临床正确使用药品的技术资料。

2. 作用　药品说明书是药品信息的法定文件，是选用药品的法定指南。说明书具有以下作用：①是生产、供应部门向医药卫生人员和人民群众宣传介绍药品的特性，普及医药知识的重要信息来源；②是医疗的重要文件，包含了药品安全性、有效性的重要科学数据、结论和信息，用于指导安全合理使用药品；③是药品注册审批的重要资料。

（二）药品说明书的内容要求

药品说明书对疾病名称、药学专业名词、药品名称、临床检验名称和结果的表述，应当采用国家统一颁布或规范的专用词汇，度量衡单位应当符合国家标准的规定。

药品说明书应当列出全部活性成分或者组方中的全部中药药味。注射剂和非处方药还应当列出所用的全部辅料名称。药品处方中含有可能引起严重不良反应的成分或者辅料的，应当予以说明。药品说明书应当充分包含药品不良反应信息，详细注明药品不良反应。

（三）修改说明书的有关规定

药品说明书核准日期和修改日期应当在说明书中醒目标示。

药品生产企业应当主动跟踪药品上市后的安全性、有效性情况，需要对药品说明书进行修改的，应当及时提出申请。根据药品不良反应监测、药品再评价结果等信息，国家药品监督管理局也可以要求药品生产企业修改药品说明书。

药品说明书获准修改后，药品生产企业应当将修改的内容立即通知相关药品经营企业、使用单位及其他部门，并按要求及时使用修改后的说明书和标签。药品生产企业未根据药品上市后的安全性、有效性情况及时修改说明书或者未将药品不良反应在说明书中充分说明的，由此引起的不良后果由该生产企业承担。

（四）药品说明书的格式

药品说明书必须按照《药品说明书和标签管理规定》进行书写和印制。原国家食品药品监督管理局先后发布了《关于印发化学药品和生物制品说明书规范细则的通知》与《关于印发中药、天然药物处方药说明书格式内容书写要求及撰写指导原则的通知》，对化学药品、治疗性生物制品及预防性生物制品、中药、天然药物处方药的说明书内容要求作出了明确规定。本书以化学药品明书为例介绍药品说明书各项内容的书写要求。

1. 说明书格式

核准和修改日期

特殊药品、外用药品标识位置

×××说明书

请仔细阅读说明书并在医师指导下使用。

警示语位置

【药品名称】

【成　　分】

【性　　状】

【适 应 证】

【规　　格】

【用法用量】

【不良反应】

【禁　　忌】

【注意事项】

【孕妇及哺乳期妇女用药】

【儿童用药】

【老年人用药】

【药物相互作用】

【药物过量】

【临床试验】

【药理毒理】

【药代动力学】

【贮　　藏】

【包　　装】

【有 效 期】

【执行标准】

【批准文号】

【生产企业】

2. 说明书各项内容书写要求

（1）核准和修改日期：核准日期为国家药品监督管理局批准该药品注册的时间。修改日期为此后历次修改的时间。核准和修改日期应当印制在说明书首页左上角。修改日期位于核准日期下方，按时间顺序逐行书写。

（2）特殊药品、外用药品标识：麻醉药品、精神药品、医疗用毒性药品、放射性药品和外用药品等专用标识在说明书首页右上方标注。

（3）说明书标题："×××说明书"中的"×××"是指该药品的通用名称。

（4）请仔细阅读说明书并在医师指导下使用：该内容必须标注，并印制在说明书标题下方。

（5）警示语：是指对药品严重不良反应及其潜在的安全性问题的警告，还可以包括药品禁忌、注意事项及剂量过量等需提示用药人群特别注意的事项。

有该方面内容的，应当在说明书标题下以醒目的黑体字注明。无该方面内容的，不列该项。

（6）药品名称：按下列顺序列出。①通用名称，现行版《中国药典》收载的品种，其通用名称应当与《中国药典》一致；现行版《中国药典》未收载的品种，其名称应当符合药品通用名称命名原则；②商品名称，未批准使用商品名称的药品不列该项；③英文名称，无英文名称的药品不列该项；④汉语拼音名。

（7）成分：列出活性成分的化学名称、化学结构式、分子式、分子量。复方制剂可以不列出每个活性成分化学名称、化学结构式、分子式、分子量内容。多组分或者化学结构尚不明确的化学药品或者治疗用生物制品，应当列出主要成分名称，简述活性成分来源。

处方中含有可能引起严重不良反应的辅料的，该项下应当列出该辅料名称。注射剂应当列出全部辅料名称。

（8）性状：包括药品的外观、臭、味、溶解度以及物理常数等。

（9）适应证：应当根据该药品的用途，采用准确的表述方式，明确用于预防、治疗、诊断、缓解或者辅助治疗某种疾病（状态）或者症状。

（10）规格：指每支、每片或其他每一单位制剂中含有主药（或效价）的重量或含量或装量。生物制品应标明每支（瓶）有效成分的效价（或含量及效价）及装量（或冻干制剂的复溶后体积）。

表示方法一般按照现行版《中国药典》要求规范书写，有两种以上规格的应当分别列出。

（11）用法用量：应当包括用法和用量两部分。需按疗程用药或者规定用药期限的，必须注明疗程、期限。

应当详细列出该药品的用药方法，准确列出用药的剂量、计量方法、用药次数以及疗程期限，并应当特别注意与规格的关系。用法上有特殊要求的，应当按实际情况详细说明。

（12）不良反应：应当实事求是地详细列出该药品不良反应。并按不良反应的严重程度、发生的频率或症状的系统性列出。

（13）禁忌：应当列出禁止应用该药品的人群或者疾病情况。

（14）注意事项：列出使用时必须注意的问题，包括需要慎用的情况（如肝、肾功能的问题），影响药物疗效的因素（如食物、烟、酒），用药过程中需观察的情况（如过敏反应，定期检查血象、肝功能、肾功能等指标）及用药对于临床检验的影响等。

滥用或者药物依赖性内容可以在该项目下列出。

（15）孕妇及哺乳期妇女用药：着重说明该药品对孕妇、产妇及哺乳期母婴的影响，并写明可否应用本品及用药注意事项。未进行该项实验且无可靠参考文献的，应当在该项下予以说明。

（16）儿童用药：主要包括儿童由于生长发育的关系而对于该药品在药理、毒理或药代动力学方面与成人的差异，并写明可否应用本品及用药注意事项。未进行该项实验且无可靠参考文献的，应当在该项下予以说明。

（17）老年人用药：主要包括老年人由于机体各种功能衰退的关系而对于该药品在药理、毒理或药代动力学方面与成人的差异，并写明可否应用本品及用药注意事项。未进行该项实验且无可靠参考文献的，应当在该项下予以说明。

（18）药物相互作用：列出与该药产生相互作用的药品或者药品类别，并说明相互作用的结果及合并用药的注意事项。

未进行该项实验且无可靠参考文献的，应当在该项下予以说明。

（19）药物过量：详细列出过量应用该药品可能发生的毒性反应、剂量及处理方法。未进行该项实验且无可靠参考文献的，应当在该项下予以说明。

（20）临床试验：为本品临床试验概述，应当准确、客观地进行描述。包括临床试验的给药方法、研究对象、主要观察指标、临床试验的结果包括不良反应等。没有进行临床试验的药品不书写该项内容。

（21）药理毒理：包括药理作用和毒理研究两部分内容。

药理作用为临床药理中药物对人体作用的有关信息。也可列出与临床适应证有关或有助于阐述临床药理作用的体外试验和/或动物实验的结果。复方制剂的药理作用可以为每一组成成分的药理作用。

毒理研究所涉及的内容是指与临床应用相关，有助于判断药物临床安全性的非临床毒理研究结果。应当描述动物种属类型、给药方法（剂量、给药周期、给药途径）和主要毒性表现等重要信息。复方制剂的毒理研究内容应当尽量包括复方给药的毒理研究结果，若无该信息，应当写入单药的相关毒理内容。

未进行该项实验且无可靠参考文献的，应当在该项下予以说明。

（22）药代动力学：应当包括药物在体内吸收、分布、代谢和排泄的全过程及其主要的药代动力学参数，以及特殊人群的药代动力学参数或特征。说明药物是否通过乳汁分泌、是否通过胎盘屏障及血－脑屏障等。应以人体临床试验结果为主，如缺乏人体临床试验结果，可列出非临床试验的结果，并加以说明。未进行该项实验且无可靠参考文献的，应当在该项下予以说明。

（23）贮藏：具体条件的表示方法按《中国药典》要求书写，并注明具体温度。如阴凉处（不超过20℃）保存。生物制品应当同时注明制品保存和运输的环境条件，特别应明确具体温度。

（24）包装：包括直接接触药品的包装材料和容器及包装规格，并按该顺序表述。

（25）有效期：以月为单位表述。

（26）执行标准：列出执行标准的名称、版本，如《中国药典》（2020年版）二部。或者药品标准编号，如WS—10001（HD-0001）—2002。

（27）批准文号：指该药品的药品批准文号，进口药品注册证号或者医药产品注册证号。麻醉药品、精神药品、蛋白同化制剂和肽类激素还需注明药品准许证号。

（28）生产企业：国产药品该项内容应当与"药品生产许可证"载明的内容一致，进口药品应当与提供的政府证明文件一致。并按下列方式列出：企业名称；生产地址；邮政编码；电话和传真号码，须标明区号；网址，如无网址可不写，此项不保留。

第二节 药品广告管理

一、药品广告的概念及特性

（一）药品广告的概念

药品广告是指药品生产经营者通过一定媒介和形式直接或间接推销药品的信息。为加强药品广告监督管理，规范广告审查工作，维护广告市场秩序，保护消费者合法权益，国家市场监督管理总局于2019年12月24日发布了《药品、医疗器械、保健食品、特殊医学用途配方食品广告审查管理暂行办法》。

（二）药品广告的特性

1. 真实性 是指药品广告应真实客观地传播药品的相关信息，不夸大，不弄虚作假。药品广告的真实性对合理用药、安全用药十分重要。

2. 合法性 是指药品广告必须符合《药品管理法》《中华人民共和国广告法》及部门规章等的相关要求。

3. 科学性 是指药品广告的内容不能违背药学和医学的基本原理，不得含有不科学地表示功效的断言或者保证，不得利用国家机关、医药科研单位、学术机构或专家、学者、医师、患者的名义或形象进行广告宣传活动。

二、药品广告监督管理规定

（一）药品广告的管理机构

国家市场监督管理总局负责组织指导药品、医疗器械、保健食品和特殊医学用途配方食品广告审查工作。各省、自治区、直辖市市场监督管理部门、药品监督管理部门负责药品、医疗器械、保健食品和特殊医学用途配方食品广告审查，依法可以委托其他行政机关具体实施广告审查；市场监督管理部门是药品广告的监督管理机关。

知识链接

广告批准文号格式

自2020年3月1日起，广告批准文号的文书格式为"×药/械/食健/食特广审（视/声/文）第000000-00000号"。其中"×"为省、自治区、直辖市的简称。"0"为由11位数字组成，前6位代表有效期截止日期，后5位代表广告文

号流水号。"视""声""文"代表用于广告媒介形式的分类代号。

药品、医疗器械、保健食品和特殊医学用途配方食品广告批准文号的有效期与产品注册证明文件、备案凭证或者生产许可文件最短的有效期一致。产品注册证明文件、备案凭证或者生产许可文件未规定有效期的，广告批准文号有效期为2年。

（二）药品广告发布规定

1. 药品广告内容要求　药品广告的内容应当以国家药品监督管理部门核准的说明书为准。药品广告涉及药品名称、药品适应证或者功能主治、药理作用等内容的，不得超出说明书范围。

药品广告应当显著标明禁忌、不良反应，处方药广告还应当显著标明"本广告仅供医学药学专业人士阅读"，非处方药广告还应当显著标明非处方药标识（见书末彩图6）和"请按药品说明书或者在药师指导下购买和使用"。

2. 不得发布广告的产品

（1）麻醉药品、精神药品、医疗用毒性药品、放射性药品、药品类易制毒化学品，以及戒毒治疗的药品、医疗器械。

（2）军队特需药品、军队医疗机构配制的制剂。

（3）医疗机构配制的制剂。

（4）依法停止或者禁止生产、销售或者使用的药品、医疗器械、保健食品和特殊医学用途配方食品。

（5）法律、行政法规禁止发布广告的情形。

3. 限制发布广告的产品　处方药可以在国家卫生健康委员会和国家药品监督管理局共同指定的医学、药学专业刊物上发布广告，但不得在大众传播媒介发布广告或者以其他方式进行以公众为对象的广告宣传。不得以赠送医学、药学专业刊物等形式向公众发布处方药广告。非处方药广告发布媒体没有限制。

除不得发布广告的情形以外的处方药和特殊医学用途配方食品中的特定全营养配方食品广告只能在国家卫生行政部门和国家药品监督管理部门共同指定的医学、药学专业刊物上发布广告。

4. 不得包含下列情形

（1）使用或者变相使用国家机关、国家机关工作人员、军队单位或者军队人员的名义或者形象，或者利用军队装备、设施等从事广告宣传。

（2）使用科研单位、学术机构、行业协会或者专家、学者、医师、药师、临床营养师、患者等的名义或者形象作推荐、证明。

（3）违反科学规律，明示或者暗示可以治疗所有疾病、适应所有症状、适应所有人群，或者正常生活和治疗病症所必需等内容。

（4）引起公众对所处健康状况和所患疾病产生不必要的担忧和恐惧，或者使公众误解不使用该产品会患某种疾病或者加重病情的内容。

（5）含有"安全""安全无毒副作用""毒副作用小"等内容；明示或者暗示成分为"天然"，因而安全性有保证等内容。

（6）含有"热销、抢购、试用""家庭必备、免费治疗、免费赠送"等诱导性内容，"评比、排序、推荐、指定、选用、获奖"等综合性评价内容，"无效退款、保险公司保险"等保证性内容，怂恿消费者任意、过量使用药品、保健食品和特殊医学用途配方食品的内容。

（7）含有医疗机构的名称、地址、联系方式、诊疗项目、诊疗方法以及有关义诊、医疗咨询电话、开设特约门诊等医疗服务的内容。

（8）法律、行政法规规定不得含有的其他内容。

案例分析

案例：

小芳因感冒到药店购药，营业员给小芳推荐一款新感冒药，说该感冒药属于乙类非处方药，效果非常好，完全没有副作用。该药天天在电视做广告，广告中某患者现身说法，吃了该药后感冒马上就好了。根据所学知识，以上说法的错误有哪些？

分析：

药品都有不同程度的不良反应，营业员说该药完全没有副作用是不正确的。另外，药品广告不得含有利用患者的名义作证明的内容，因此该广告是违规的。

三、法律责任

违反《药品管理法》《中华人民共和国广告法》《药品、医疗器械、保健食品、特殊医学用途配方食品广告审查管理暂行办法》等有关药品广告的管理规定的，依照相应法规进行处罚，并由原部门撤销广告批准文号；构成犯罪的，依法追究刑事责任。

广告审查机关的工作人员玩忽职守、滥用职权、徇私舞弊的，依法给予处分。构成犯罪的，依法追究刑事责任。

1. 药品包装分为内包装和外包装，药品包装必须按照规定印有或者贴有标签，药品生产企业生产供上市销售的最小包装必须附有说明书。

2. 麻醉药品、精神药品、医疗用毒性药品、放射性药品、外用药品和非处方药品等国家规定有专用标识的，其说明书和标签必须印有规定的标识。

3. 药品说明书应当列出全部活性成分或者组方中的全部中药药味。注射剂和非处方药还应当列出所用的全部辅料名称。

4. 国家市场监督管理总局负责组织指导药品、医疗器械、保健食品和特殊医学用途配方食品广告审查工作。各省、自治区、直辖市市场监督管理部门、药品监督管理部门负责药品、医疗器械、保健食品和特殊医学用途配方食品广告审查，依法可以委托其他行政机关具体实施广告审查。

5. 药品广告的发布必须符合相关规定。

● ···· 思考题

1. 什么是药品说明书？说明书和标签必须印有规定的标识的药品有哪些？

2. 什么是药品广告？不得发布广告的药品有哪些？

3. 判断"有效期至2022年08月"的药品从哪天开始属于过期药品？

（曾伟川）

第七章
中药管理

学习目标

知识目标

- 掌握　中药相关概念；中药饮片的管理规定；野生药材资源保护和中药品种保护的分级。
- 熟悉　野生药材资源保护和中药品种保护的措施。
- 了解　中药发展概况；中药材进口和出口的管理规定；违反《野生药材资源保护管理条例》应承担的法律责任。

技能目标

- 能依法独立完成中药饮片的相关工作，能对国家野生药材资源进行等级划分。

德育目标

- 热爱中医药传统文化，树立保护野生药材资源的法律意识，为中医药的发展形成良好价值观。

情境导入

情境描述：

2021年12月1日，国家药品监督管理局转发《四川省药品监督管理局关于6批次药品不符合规定的通告（2021年第13号）》称，经达州市食品药品检验所等3家药品检验机构检验，标示为成都市××药业有限公司等6家药品生产企业生产的6批次药品不符合规定。涉及谷精草、甘草、炙甘草、山茱肉、蒲黄、菊花等品种。对上述不符合规定药品，药品监督管理部门要求相关企业和单位采取暂停销售使用、召回等风险控制措施，对不符合规定原因开展调查并切实进行整改。四川省药品监督管理局要求相关药品监督管理部门依据《中华人民共和国药品管理法》，组织对上述企业和单位生产销售假劣药品的违法行为立案调查，并按规定公开查处结果。

学前导语：

中药在人们防病治病中发挥着重要的作用，只有遵守中药经营相应的法律法规才能更好地利用资源，更好地发挥作用。本章同学们将学习我国的《药品管理法》《进口药材管理办法》等法律法规对中药经营的相关管理规定；国家重点保护的野生药材品种及相应的保护措施；中药保护品种的分级、申请及保护措施。

第一节　中药管理概述

一、中药的概念及其作用

（一）中药的概念

中药是指在中医药理论指导下用以防病治病的药物。中药包含中药材、中药饮片和中成药。

1. 中药材　是指药用植物、动物、矿物的药用部分采收后经产地初加工形成的原料药材。

2. 中药饮片　是指以中医药理论为指导，根据药材自身性质以及调剂、制剂和临床应用的需要，对经过净制、切制、炮制后形成的具有一定规格的制成品。

3. 中成药　它主要是指用一定的配方将中药加工或提取后制成具有一定规格，可以直接用于防病治病的一类药品，如各种丸剂、散剂、颗粒剂等，这便是人们常说的中成药。

🔗 知识链接

中药配方颗粒

中药配方颗粒是由单味中药饮片经水提、分离、浓缩、干燥、制粒而成的颗粒，在中医药理论指导下，按照中医临床处方调配后，供患者冲服使用。

2021年10月29日国家药品监督管理局综合司发布了《国家药监局综合司关于中药配方颗粒备案工作有关事项的通知》，明确了：自2021年11月1日起，中药配方颗粒品种实施备案管理。

（二）中药的作用

中医药是祖先留下来的珍贵财富。中医药学是中华民族的优秀传统文化，是我国科学技术的重要内容之一，中华民族几千年以来都是靠中医药治病救人的。"药为医用，医靠药治"，中药是中医赖以存在的物质基础。中医中药在历次重大疫情的防治中发挥了重大作用。临床上，中药在疑难杂症的治疗方面显示了独到的功效，如癌症、慢性疾病、老年疾病等。2015年诺贝尔生理学或医学奖获得者屠呦呦从黄花蒿中发现了青蒿素。作为一线抗疟药物，青蒿素在全世界已挽救数百万人生命。近年来，美国、日本、德国等一些国家为规避西药的毒副作用，加速了对中药的研制和开发。保护和发展中药、造福于人类已成为医药界的共识。

二、中药现代化发展概述

（一）中药现代化的内涵

中药的发展需要跟上全球化的大趋势，这是中药未来的发展方向。中药现代化是依靠现代先进的科学技术、方法、手段，遵循严格的规范标准，研制出优质、高效、安全、稳定、质量可控、服用方便并具有现代剂型的新一代中药，符合并达到国际主流市场标准，可在国际上广泛流通、世人共享的过程。

中药现代化的指导思想是：继承和发扬中医药学理论，运用科学理论和先进技术，推进中药现代化发展；立足国内市场，积极开拓国际市场，以科技为动力，以企业为主体，以市场为导向，以政策为保障，充分利用中医药资源优势、市场优势和人才优势，构筑国家中药创新体系，通过创新和重大关键技术的突破，逐步实现中药产品结构调整和产业升级，形成具有市场竞争优势的现代中药产业。

中医药全球化时代的到来，也为我国带来了严峻挑战，我国必须加快中医药与现代化技术的全面整合，如药材标准、实验标准、生产标准、临床标准、利用度、剂型、使用的便利性等方面。

（二）中药现代化的重要任务

1. 重视中医药基础理论的研究与创新 既要继承传统中医药理论精华，也要不断创新，吸收其他学科如现代医药、生物学、信息科学理论和国内外天然药物研究成果，多学科融合，形成具有时代特色的中医药理论体系。要重视与中药现代化发展密切相关的理论研究，为中药现代化提供发展的源泉。

2. 建立科学完善的中药质量标准和管理体系　研究探索制定既符合中药特点，又能被国际普遍认可的，能够实现"安全、有效、稳定、可控"的中药质量标准体系和评价体系。

3. 加快中药产品研制开发　按照国际市场需要和有关国家药品注册的要求，选择经过长期临床应用证明疗效确切、用药安全、具有特色的经验方进行有针对性的研究、开发，在保证中药疗效的前提下，改进中药传统制剂。加强中药知识产权保护，开发专利产品，注册专用商标，实施品牌战略，逐步改变以药材和粗加工产品出口为主的现状，扩大中成药出口比例。研制出中药现代化制剂产品，实现在其他国家进行药品注册的目标，促进我国中药进入其他国家药品的主流市场。

4. 中药资源保护和可持续利用　开展中药资源普查，建立野生资源濒危预警机制，保护中药种质和遗传资源，加强优选优育和中药种源、中药材野生变家种家养以及中药材技术研究，开展珍稀濒危中药资源的替代品研究，支持和鼓励采用生物技术生产濒危及稀缺中药材、中成药原料和其他医药原料，确保中药可持续发展。

第二节　中药管理有关规定

一、中药材的管理规定

（一）《药品管理法》及《中华人民共和国药品管理法实施条例》对中药材管理的规定

1.《药品管理法》对中药材管理的规定

（1）《药品管理法》第四条明确指出："国家发展现代药和传统药，充分发挥其在预防、医疗和保健中的作用。国家保护野生药材资源和中药品种，鼓励培育道地中药材。"

（2）《药品管理法》第二十四条第一款明确指出："在中国境内上市的药品，应当经国务院药品监督管理部门批准，取得药品注册证书；但是，未实施审批管理的中药材和中药饮片除外。实施审批管理的中药材、中药饮片品种目录由国务院药品监督管理部门会同国务院中医药主管部门制定。"

（3）《药品管理法》第四十八条明确指出："发运中药材应当有包装。在每件包装上，应当注明品名、产地、日期、供货单位，并附有质量合格的标志。"

（4）《药品管理法》第五十五条明确指出："药品上市许可持有人、药品生产企业、药品经营企业和医疗机构应当从药品上市许可持有人或者具有药品生产、经营资格的企业购进药品；但是，购进未实施审批管理的中药材除外。"

（5）《药品管理法》第五十八条明确指出："药品经营企业销售中药材，应当标明产地。"

（6）《药品管理法》第六十条明确指出："城乡集市贸易市场可以出售中药材，国务院另有规定的除外。"除外的情形包括：①罂粟壳；②28种毒性中药材品种；③42种国家重点保护的野生动植物药材品种；④实施批准文号管理的中药材。

（7）《药品管理法》第六十三条明确指出："新发现和从境外引种的药材，经国务院药品监督管理部门批准后，方可销售。"

2.《中华人民共和国药品管理法实施条例》（以下简称《药品管理法实施条例》）中涉及中药材管理的规定

（1）《药品管理法实施条例》第九条明确指出："药品生产企业生产药品所使用的原料药，必须具有国务院药品监督管理部门核发的药品批准文号或者进口药品注册证书、医药产品注册证书；但是，未实施批准文号管理的中药材、中药饮片除外。"

（2）《药品管理法实施条例》第三十九条明确指出："国家鼓励培育中药材。对集中规模化栽培养殖、质量可以控制并符合国务院药品监督管理部门规定条件的中药材品种，实行批准文号管理。"

（二）中药材进口与出口的管理规定

1. 中药材出口的管理规定　中药材出口应按照先国内、后国外的原则，国内生产供应严重不足时应停止或减少出口，国内供应有余品种应鼓励出口。出口中药材必须经审批，办理"出口中药材许可证"后，方可办理出口手续。目前国家对35种中药材出口实行审批管理，具体品种如下：人参、鹿茸、当归、蜂王浆（包括粉）、三七、麝香、甘草及其制品、杜仲、厚朴、黄芪、党参、黄连、半夏、茯苓、菊花、枸杞、山药、川芎、生地黄、贝母、金银花、白芍、白术、麦冬、天麻、大黄、冬虫夏草、丹皮、桔梗、延胡索（元胡）、牛膝、连翘、罗汉果、牛黄。

2. 中药材进口的管理规定　2019年5月24日，国家药品监督管理局发布了《进口药材管理办法》（2019年5月16日国家市场监督管理总局令第9号公布）（自2020年1月1日起施行），涉及中药材管理的规定如下。

（1）药材应当从国务院批准的允许药品进口的口岸或者允许药材进口的边境口岸进口。

（2）省级药品监督管理部门依法对进口药材进行监督管理，并在委托范围内以国家药品监督管理局的名义实施首次进口药材审批。

（3）首次进口药材，应当按照本办法规定取得进口药材批件后，向口岸药品监督管理部门办理备案。首次进口药材，是指非同一国家（地区）、非同一申请人、非同一药材基源的进口药材。

非首次进口药材，应当按照本办法规定直接向口岸药品监督管理部门办理备案。非首次进口药材实行目录管理，具体目录由国家药品监督管理局制定并调整。尚未列入目录，但申请人、药材基源以及国家（地区）均未发生变更的，按照非首次进口药材管理。

（4）首次进口药材申请人应当在取得进口药材批件后1年内，从进口药材批件注明的到货口岸组织药材进口。

（5）进口药材批件编号格式：（省、自治区、直辖市简称）药材进字+4位年号+4位顺序号。

（三）《中药材生产质量管理规范》简介

为贯彻落实《中共中央 国务院关于促进中医药传承创新发展的意见》，推进中药材规范化生产，加强中药材质量控制，促进中药高质量发展，依据《中华人民共和国药品管理法》和《中华人民共和国中医药法》，国家药品监督管理局、农业农村部、国家林草局、国家中医药局研究制定了《中药材生产质量管理规范》，并于2022年3月17日发布实施。实施规范化生产的企业应当按照本规范要求组织中药材生产，保护野生中药材资源和生态环境，促进中药材资源的可持续发展。

1. 质量管理　企业应当根据中药材生产特点，明确影响中药材质量的关键环节，开展质量风险评估，制定有效的生产管理与质量控制、预防措施。企业应当制定中药材质量标准，标准不能低于现行法定标准。

2. 机构与人员　企业应当建立相应的生产和质量管理部门，并配备能够行使质量保证和控制职能的条件。企业负责人对中药材质量负责；企业应当配备足够数量并具有和岗位职责相对应资质的生产和质量管理人员；生产、质量的管理负责人应当有中药学、药学或者农学等相关专业大专及以上学历并有中药材生产、质量管理三年以上实践经验，或者有中药材生产、质量管理五年以上的实践经验，且均须经过本规范的培训。

企业应当开展人员培训工作，制定培训计划、建立培训档案；对管理和生产人员的健康进行管理；患有可能污染药材疾病的人员不得直接从事养殖、产地加工、包装等工作。

3. 设施、设备与工具　企业应当建设必要的设施，包括种植或者养殖设施、产地加工设施、中药材贮存仓库、包装设施等。

4. 基地选址　生产基地选址和建设应当符合国家和地方生态环境保护要求。根据种植或养殖中药材的生长发育习性和对环境条件的要求，制定产地和种植地块或者养殖场所的选址标准。中药材生产基地一般应当选址于道地产区，生产基地周围应当无污染源；生产基地环境应当持续符合国家标准：①空气符合国家《环境空气质量标准》二类区要求；②土壤符合国家《土壤环境质量农用地污染风险管控标准（试行）》的要求；③灌溉水符合国家《农田灌溉水质标准》，产地加工用水和药用动物饮用水符合国家《生活饮用水卫生标准》。

> **知识链接** ··

道地药材

　　道地药材是指具有特定种质、特定产区和特定的生产技术或加工方法的中药材，较同种药材在其他地区所产者品质佳、疗效好。道地药材常冠以地域名，如川黄连、浙贝母、广陈皮、云木香、关防风、怀山药等。

5. 种子种苗或其他繁殖材料　企业应当明确使用种子种苗或其他繁殖材料的基源及种质，使用的种植或者养殖物种的基源应当符合相关标准、法规。

企业按药用动物生长发育习性进行药用动物繁殖材料引进；捕捉和运输时应当遵循国家相关技术规定，减免药用动物机体损伤和应激反应。

6. 药用植物种植　企业应当根据药用植物生长发育习性和对环境条件的要求等制定种植技术规程，肥料以有机肥为主，鼓励使用经国家批准的微生物肥料及中药材专用肥；病虫害的防治应当遵循"预防为主、综合防治"原则，优先采用生物、物理等绿色防控技术；并选用高效、低毒、低残留农药；禁止使用壮根灵、膨大素等生长调节剂调节中药材收获器官生长。

7. 药用动物养殖　企业应当根据药用动物生长发育习性和对环境条件的要求等制定养殖技术规程，按国务院农业农村行政主管部门有关规定使用饲料和饲料添加剂；禁止添加激素和规定禁用的其他物质；定期接种疫苗；定期消毒；禁止将中毒、感染疫病的药用动物加工成中药材。

8. 采收与产地加工

（1）采收：坚持"质量优先、兼顾产量"原则，参照传统采收经验和现代研究，明确采收年限范围，确定基于物候期的适宜采收时间。

（2）加工：应当按照统一的产地加工技术规程开展产地加工管理，保证加工过程方法的一致性，避免品质下降或者外源污染；避免造成生态环境污染。按照制定的方法保存鲜用药材，防止生霉变质。

9. 包装、放行与储运

（1）包装：包装材料应当符合国家相关标准和药材特点，能够保持中药材质量；禁止采用肥料、农药等包装袋包装药材；毒性、易制毒、按麻醉药品管理中药材应当使用有专门标记的特殊包装；鼓励使用绿色循环可追溯周转筐。包装袋应当有清晰标签，不易脱落或者损坏；标示内容包括品名、基源、批号、规格、产地、数量或重量、采收日期、包装日期、保质期、追溯标志、企业名称等信息。

（2）贮藏：根据中药材对贮存温度、湿度、光照、通风等条件的要求，确定仓储设施条件；鼓励采用有利于中药材质量稳定的冷藏、气调等现代贮存保管新技术、新设备。不得使用国家禁用的高毒性熏蒸剂；禁止贮存过程使用硫黄熏蒸。

（3）运输：应当按照技术规程装卸、运输；防止发生混淆、污染、异物混入、包装破损、雨雪淋湿等。

10. 文件　企业应当建立文件管理系统，全过程关键环节记录完整。文件包括管理制度、标准、技术规程、记录、标准操作规程等。

11. 质量检验　企业应当建立质量控制系统，确保中药材质量符合要求；制定质量检验规程，对自己繁育并在生产基地使用的种子种苗或其他繁殖材料、生产的中药材实行按批检验。检验可以自行检验，也可以委托第三方或中药材使用单位检验。

12. 内审　企业应当定期组织对本规范实施情况的内审，对影响中药材质量的关键数据定期进行趋势分析和风险评估，确认是否符合本规范要求，采取必要改进措施。

13. 投诉、退货与召回　企业应当建立投诉处理、退货处理和召回制度。投诉调查和处理应当有记录，并注明所调查批次中药材的信息，并指定专人负责组织协调召回工作，确保召回工作有效实施，建立召回记录，并有最终报告和处理结果。

2016年3月18日国家药品监督管理局发布了《总局关于取消中药材生产质量管理规范认证有关事宜的公告（2016年第72号）》，明确了自公告发布之日起，国家食品药品监督管理总局不再开展中药材生产质量管理规范（简称中药材GAP）认证工作，不再受理相关申请。对中药材GAP实施备案管理。已经通过认证的中药材生产企业应继续按照中药材GAP规定，切实加强全过程质量管理，保证持续合规。食品药品监督管理部门要加强中药材GAP的监督检查，发现问题依法依规处理，保证中药材质量。

二、中药饮片的管理规定

（一）中药饮片的生产管理

1. 加工炮制管理　中药饮片应当按照国家药品标准炮制；国家药品标准没有规定的，应当按照省、自治区、直辖市人民政府药品监督管理部门制定的炮制规范炮制。省、自治区、直辖市人民政府药品监督管理部门制定的炮制规范应当报国家药品监督管理部门备案。不符合国家药品标准或者不按照省、自治区、直辖市人民政府药品监督管理部门制定的炮制规范炮制的，不得出厂、销售。

2. 包装管理　直接接触药品的包装材料和容器，应当符合药用要求，符合保障人体健康、安全的标准。对不合格的直接接触药品的包装材料和容器，由药品监督管理部门责令停止使用。生产中药饮片应当选用与药品性质相适应的包装材料和容器，包装不符合规定的中药饮片，不得销售。中药饮片包装必须印有或贴有标签。中药饮片的标签必须注明品名、规格、产地、生产企业、产品批号、生产日期，实施批准文号管理的中药饮片还必须注明药品批准文号。

🔗 **知识链接**

第一批实施批准文号管理的中药饮片品种（70种）

干姜、炮姜、姜炭、大黄、酒大黄、熟大黄、大黄炭、栀子、焦栀子、炒栀子、黄芪、炙黄芪、黄连、酒黄连、姜黄连、萸黄连、麻黄、炙麻黄、丹参、酒丹参、何首乌、制何首乌、甘草、炙甘草、石膏、煅石膏、白术、炒白术、焦白术、赤芍、白芍、炒白芍、酒白芍、生地黄、熟地黄、当归、酒当归、槟榔、焦槟榔、延胡索、醋延胡索、槐花、槐花炭、黄芩、酒黄芩、三七粉、红参、冰片、红粉、轻粉、玄明粉、芒硝、青黛、滑石粉、赭石、煅赭石、芦荟、儿茶、制川乌、制草乌、黑顺片、白附片、淡附片、炮附片、巴豆霜、千金子霜、马钱子粉、米斑蝥、朱砂、雄黄。

（二）中药饮片的经营管理

1. 批发管理　经营中药材、中药饮片的，应当有专用的库房和养护工作场所，直接收购地产中药材的应当设置中药样品室（柜）。从事中药材、中药饮片验收工作的人员，应当具有中药学专业中专以上学历或者具有中药学中级以上专业技术职称；从事中药材、中药饮片养护工作的人员，应当具有中药学专业中专以上学历或者具有中药学初级以上专业技术职称；直接收购地产中药材的验收人员应当具有中药学中级以上专业技术职称。中药饮片验收记录应当包括品名、规格、批号、产地、生产日期、生产厂商、供货单位、到货数量、验收合格数量等内容，实施批准文号管理的中药饮片还应当记录批准文号。对中药材和中药饮片应当按其特性采取有效方法进行养护并记录，所采取的养护方法不得对药品造成污染。中药饮片销售记录应当包括品名、规格、批号、产地、生产厂商、购货单位、销售数量、单价、金额、销售日期等内容。

2. 零售管理　经营中药饮片的，有存放饮片和处方调配的设备。从事中药饮片质量管理、验收、采购的人员应当具有中药学中专以上学历或者具有中药学专业初级以上专业技术职称。中药饮片调剂员应当具有中药学中专以上学历或者具备中药调剂员资格。中药饮片柜斗谱的书写应当正名正字；装斗前应当复核，防止错斗、串斗；应当定期清斗，防止饮片生虫、发霉、变质；不同批号的饮片装斗前应当清斗并记录。销售中药饮片做到计量准确，并告知煎服方法及注意事项；提供中药饮片代煎服务，应当符合国家有关规定。经营第二类精神药品、毒性中药品种和罂粟壳的，有符合安全规定的专用存放设备。

（三）医疗机构中药饮片的使用管理

1. 调剂管理　中药饮片调剂室应当有与调剂量相适应的面积，设施齐全，工作场地、操作台面清洁卫生。中药饮片装斗时要清斗，认真核对，装量适当，不得错斗、串斗。医院调剂用计量器具应当按照质量技术监督部门的规定定期校验，不合格的不得使用。

中药饮片调剂人员在调配处方时，应当按照《处方管理办法》和中药饮片调剂规程的有关规定进行审方和调剂。对存在"十八反""十九畏"以及妊娠禁忌超过常用剂量等可能引起用药安全问题的处方，应当由处方医师确认（"双签字"）或重新开具处方后方可调配。

调配含有毒性中药饮片的处方，每次处方剂量不得超过2日极量，对处方未注明"生用"的，应给付炮制品。如在审方时对处方有疑问，必须经处方医师重新审定后方可调配。处方保存2年备查。

罂粟壳不得单方发药，必须凭有麻醉药处方权的执业医师签名的淡红色处方方可调配，每张处方不得超过3日用量，连续使用不得超过7日，成人一次的常用量为每天3~6克。处方保存3年备查。

2. 煎煮和炮制管理　医院开展中药饮片煎煮服务，应当有与之相适应的场地及设备，卫生状况良好，具有通风、调温、冷藏等设施。医院应当建立健全中药饮片煎煮的工作制度、操作规程和质量控制措施并严格执行。中药饮片煎煮液的包装材料和容器应当无毒、卫生、不易破损，并符合有关规定。

煎器应选用搪瓷器和不锈钢锅，避免使用铝、铁、铜、锡器具。溶剂应使用饮用水，水量一般为药量的5~8倍或浸过药面2~10cm。煎煮时间依药性而定，一般头煎20~25分钟，二煎15~20分钟。

第三节　中药品种保护管理

国家鼓励研制开发临床有效的中药品种，对质量稳定、疗效确切的中药品种实行分级保护制度，其目的是提高中药品种的质量，保护中药生产企业的合法权益，促进中药事业的发展。中药品种保护法规的颁布实施，标志着我国对中药的研制生产、管理工作走上了法制化轨道；对保护中药名优产品，保护中药研制生产领域的知识产权，提高中药质量和信誉，推动中药制药企业的科技进步，开发临床安全有效的新药和促进中药走向国际医药市场均具有重要的意义。

一、《中药品种保护条例》的适用范围及管理部门

（一）《中药品种保护条例》的适用范围

本条例属于国务院颁发的行政法规。适用于中国境内生产制造的中药品种，包括中成药、天然药物的提取物及其制剂和中药人工制成品。

申请专利的中药品种，依照《中华人民共和国专利法》的规定办理，不适用本条例。

（二）中药品种保护的管理部门

国家药品监督管理部门下设中药民族药监督管理司，组织实施中药品种保护制度。

二、中药品种保护的范围和等级划分

（一）中药品种保护的范围

《中药品种保护条例》指出：依照本条例受保护的中药品种，必须是列入国家药品标准的品种。经国务院药品监督管理部门认定，列为省、自治区、直辖市药品标准

的品种，也可以申请保护。

（二）中药品种保护的等级划分

《中药品种保护条例》规定受保护的中药品种分为一级和二级。

1. 申请中药品种一级保护应具备的条件　符合下列条件之一的中药品种可以申请一级保护：①对特定疾病有特殊疗效的；②相当于国家一级保护野生药材物种的人工制成品；③用于预防和治疗特殊疾病的。

2. 申请中药品种二级保护应具备的条件　符合下列条件之一的中药品种，可以申请二级保护：①符合上述一级保护的品种或者已经解除一级保护的品种；②对特定疾病有显著疗效的；③从天然药物中提取的有效物质及特殊制剂。

🔗 知识链接 ··

云南白药说明书的修改

云南白药是我国的一级保护品种，以前，云南白药说明书上【成份】一栏中标注"国家保密方"。但2013年，香港卫生署、澳门卫生局2月5日发文，指令药物进口商丰华（香港）公司回收五款中成药，分别为云南白药胶囊、云南白药散剂、云南白药膏、云南白药气雾剂和云南白药酊。上述产品被发现含有未标示的乌头类生物碱。2013年11月4日，国家食品药品监督管理总局发布了《食品药品监管总局办公厅关于修订含毒性中药饮片中成药品种说明书的通知》指出：凡处方中含有《医疗用毒性药品管理办法》（国务院令第23号）中收载的28种毒性药材制成的中药饮片（含有毒性的炮制品）的中成药品种，相关药品生产企业应在其说明书【成份】项下标明该毒性中药饮片名称，并在相应位置增加警示语："本品含×××"。

现在云南白药说明书和标签标注"【成份】国家保密方，本品含草乌（制），其余成份略。"

三、申请中药品种保护的程序

《中药品种保护条例》规定，申请办理中药品种保护的程序为：

1. 中药生产企业向所在地省级药品监督管理部门提出申请，经初审签署意见后，报国家药品监督管理部门。在特殊情况下，中药生产企业也可直接向国家药品监督管理部门提出申请。

2. 国家药品监督管理部门委托国家中药品种保护审评委员会进行审评。

3. 国家药品监督管理部门根据审评结论，决定对申请的中药品种是否给予保护。经批准保护的中药品种，由国家食品药品监督管理部门发给"中药保护品种证书"，并在指定的专业报刊上予以公告。

四、中药品种保护的措施

（一）中药品种一级保护的措施

1. 该品种的处方组成、工艺制法在保护期内由获得"中药保护品种证书"的生产企业和有关的药品监督管理部门、单位和个人负责保密，不得公开。负有保密责任的有关部门、企业和单位应按照国家有关规定，建立必要的保密制度。

2. 向国外转让中药一级保护品种的处方组成、工艺制法的，应当按照国家有关保密的规定办理。

3. 保护期为10年、20年、30年。因特殊情况需要延长保护期的，由生产企业在该品种保护期满前6个月，依照中药品种保护的申请办理程序申报。由国家药品监督管理部门确定延长的保护期限，不得超过第一次批准的保护期限。

（二）中药品种二级保护的措施

中药品种二级保护的保护期为7年，由生产企业在该品种保护期满前6个月依据条例规定的程序申报。

（三）其他保护措施

1. 除临床用药紧张的中药保护品种另有规定外，被批准保护的中药品种在保护期内仅限于已获得"中药保护品种证书"的企业生产。

2. 对已批准保护的中药品种，如果在批准前是由多家企业生产的，其中未申请"中药保护品种证书"的企业应当自公告发布之日起6个月内向国家药品监督管理部门申报，按规定提交完整的资料，经指定的药品检验机构对申报品种进行质量检验，达到国家药品标准的，经国家药品监督管理部门审批后，补发批准文件和"中药保护品种证书"；对未达到国家药品标准的，国家药品监督管理部门依照药品管理的法律、行政法规的规定撤销该中药品种的批准文号。未申报或逾期申报的，发通告中止药品批准文号。

3. 中药保护品种在保护期内向国外申请注册时，必须经过国家药品监督管理部门批准同意。否则，不得办理。

（四）法律责任

1. 违反《中药品种保护条例》的规定，将一级保护品种的处方组成、工艺制法泄密者，对其责任人员由所在单位或其上级机关给予行政处分；构成犯罪的，依法追究其刑事责任。

2. 对违反《中药品种保护条例》，擅自仿制和生产中药保护品种的，由县级以上药品监督管理部门按生产假药依法论处。伪造"中药保护品种证书"及有关证明文件进行生产、销售的，由县级以上药品监督管理部门没收其全部有关药品及违法所得，并可处有关药品正品价格3倍以下的罚款；对构成犯罪的，由司法机关依法追究其刑事责任。

第四节 野生药材资源保护管理

为保护和合理利用我国的野生药材资源，适应人民医疗保健事业的需要，1987年10月30日国务院发布了《野生药材资源保护管理条例》（以下简称《条例》），自1987年12月1日起实施。

一、《野生药材资源保护管理条例》简介

（一）适用范围

在中华人民共和国境内采猎、经营野生药材的任何单位或个人，除国家另有规定外，都必须遵守本条例。

（二）原则

国家对野生药材资源实行保护、采猎相结合的原则，并创造条件开展人工种养。

（三）管理部门

国家重点保护的野生药材物种名录，由国家医药管理部门会同国务院野生动物、植物管理部门制定。

在国家重点保护的野生药材物种名录之外，需要增加的野生药材保护物种，由

省、自治区、直辖市人民政府制定并抄送国家医药管理部门备案。

建立国家或地方野生药材资源保护区，需经国务院或县以上地方人民政府批准。

在国家或地方自然保护区内建立野生药材资源保护区，必须征得国家或地方自然保护区主管部门的同意。

进入野生药材资源保护区从事科研、教学、旅游等活动的，必须经该保护区管理部门批准。进入设在国家或地方自然保护区范围内野生药材资源保护区的，还须征得该自然保护区主管部门的同意。

二、野生药材物种的分级及其品种名录

（一）重点保护的野生药材物种分级

国家重点保护的野生药材物种分为三级：

一级：濒临灭绝状态的稀有珍贵野生药材物种。

二级：分布区域缩小、资源处于衰竭状态的重要野生药材物种。

三级：资源严重减少的主要常用野生药材物种。

（二）国家重点保护的野生药材物种名录

国家重点保护的野生药材名录共收载了野生药材物种76种，中药材42种。其中一级保护的野生药材物种有4种，中药材4种；二级保护的野生药材物种27种，中药材17种；三级保护的野生药材物种45种，中药材22种。具体名录如下：

一级保护药材名称：虎骨、豹骨、羚羊角、鹿茸（梅花鹿）。

二级保护药材名称：鹿茸（马鹿）、麝香（林麝、马麝和原麝）、熊胆（黑熊和棕熊）、穿山甲、蟾酥（中华大蟾蜍和黑框蟾蜍）、哈蟆油、金钱白花蛇、乌梢蛇、蕲蛇、蛤蚧、甘草（甘草、胀果甘草和光果甘草）、黄连（黄连、三角叶黄连和云连）、人参、杜仲、厚朴（厚朴和凹叶厚朴）、黄柏（黄檗和黄皮树）、血竭。

三级保护药材名称：川贝母（川贝母、暗紫贝母、甘肃贝母和梭砂贝母）、伊贝母（新疆贝母和伊犁贝母）、刺五加、黄芩、天冬、猪苓、龙胆（龙胆、条叶龙胆、三花龙胆和坚龙胆）、防风、远志（远志和卵叶远志）、胡黄连、肉苁蓉、秦艽（秦艽、麻花秦艽、粗花秦艽和小秦艽）、细辛（北细辛，汉城细辛、细辛）、紫草（新疆紫草和紫草）、五味子（五味子和华中五味子）、蔓荆子（单叶蔓荆和蔓荆）、诃子（诃子和绒毛诃子）、山茱萸、石斛（环草石斛、马鞭石斛、黄草石斛、铁皮石斛和金钗石斛）、阿魏（新疆阿魏和阜康阿魏）、连翘、羌活（羌活和宽叶羌活）。

知识链接

国家重点保护的野生药材速记歌诀

一级稀有灭绝，二级重要衰竭，三级常用减少，资源由少到多，级别一二三降。

一二级国家重点保护的野生药材：一马[①]牧草射蟾[②]蛤，二黄[③]双蛤[④]穿厚杜[⑤]。三蛇[⑥]狂饮人熊血[⑦]，虎豹羚羊梅花鹿[⑧]。（①马：马鹿茸；②草射蟾：甘草、麝香、蟾酥；③二黄：黄连、黄柏；④双蛤：蛤蚧、哈蟆油；⑤穿厚杜：穿山甲、厚朴、杜仲；⑥三蛇：蕲蛇、乌梢蛇、金钱白花蛇；⑦人熊血：人参、熊胆、血竭；⑧虎豹羚羊梅花鹿：指4种一级保护野生药材品种，虎骨、豹骨、羚羊角、梅花鹿鹿茸。）

三级国家重点保护的野生药材：紫薇丰萸[①]赠猪肉[②]，川味黄连[③]送石斛；荆轲刺秦[④]赴远东[⑤]，胆[⑥]大心细[⑦]也难活[⑧]。（①紫薇丰萸：紫草、阿魏、防风、山茱萸；②猪肉：猪苓、肉苁蓉；③川味黄连：川（伊）贝母、五味子、胡黄连、黄芩、连翘；④荆轲刺秦：蔓荆子、诃子、刺五加、秦艽；⑤远东：远志、天冬；⑥胆：龙胆；⑦细：细辛；⑧活：羌活。）

三、野生药材资源保护管理的具体办法

（一）对一级保护野生药材物种的管理

禁止采猎一级保护野生药材物种。一级保护野生药材物种属于自然淘汰的，其药用部分由各级药材公司负责经营管理，但不得出口。

（二）对二、三级野生药材物种的管理

采猎、收购二、三级保护野生药材物种的，必须按照批准的计划执行。该计划由县以上（含县，下同）医药管理部门（含当地人民政府授权管理该项工作的有关部门，下同）会同同级野生动物、植物管理部门制定，报上一级医药管理部门批准。

采猎二、三级保护野生药材物种的，不得在禁止采猎区、禁止采猎期进行采猎，不得使用禁用工具进行采猎。

关于禁止采猎区、禁止采猎期和禁止使用的工具，由县以上医药管理部门会同同级野生动物、植物管理部门确定。

采猎二、三级保护野生药材物种的，必须持有"采药证"。

取得"采药证"后，需要进行采伐或狩猎的，必须分别向有关部门申请"采伐

证"或"狩猎证"。"采药证"的格式由国家医药管理部门确定。"采药证"由县以上医药管理部门会同同级野生动物、植物管理部门核发。"采伐证"或"狩猎证"的核发，按照国家有关规定办理。

二、三级保护野生药材物种属于国家计划管理的品种，由中国药材公司统一经营管理；其余品种由产地县药材公司或其委托单位按照计划收购。

二、三级保护野生药材物种的药用部分，除国家另有规定外，实行限量出口。

（三）法律责任

违反采猎、收购、保护野生药材物种规定的单位或个人，由所在地县以上药品监督管理部门会同同级有关部门没收其非法采猎的野生药材及使用工具，并处以罚款。

违反规定，未经野生药材资源保护管理部门批准进入野生药材资源保护区从事科研、教学、旅游等活动者，当地县以上药品监督管理部门和自然保护区主管部门有权制止，造成损失的必须承担赔偿责任。

违反保护野生药材物种收购、经营、出口管理的，由工商行政管理部门或有关部门没收其野生药材和全部违法所得，并处以罚款。

野生药材资源管理部门的工作人员徇私舞弊的，由所在单位或上级管理部门给予行政处分；造成野生药材资源损失的，必须承担赔偿责任。

破坏野生药材资源情节严重，构成犯罪的，由司法机关依法追究刑事责任。

◦···· 学习小结

1. 中药是指在中医药理论指导下用以防病治病的药物。包括中药材、中药饮片、中成药。

2. 各企业必须按规定管理中药材和中药饮片。

3. 中药品种保护分为中药品种一级保护和二级保护。

4. 中药品种一级保护的保护期为30年、20年、10年，中药品种二级保护的保护期为7年。期满前6个月可申请延长保护期，延长的保护期不得超过第一次批准的期限。

5. 国家重点野生药材物种分三级管理。一级保护野生药材物种禁止采猎，不得出口。

1.　简述中药、中药材、中药饮片、中成药的概念。

2.　简述中药品种保护的目的和意义。

3.　简述中药保护品种的分级及保护措施。

4.　简述国家重点保护的野生药材物种的分级情况。

5.　我国对一级、二级、三级保护的野生药材物种采取哪些管理办法?

（陈韵鸿　吴　薇）

第八章
药品注册管理

学习目标

知识目标

- 掌握　药品注册的相关概念和注册分类、药品加快上市制度，药品批准文号的管理。
- 熟悉　药品注册管理机构，药品注册基本制度，药物临床试验，药品的上市注册。
- 了解　新版《药物临床试验质量管理规范》（GCP）、药品上市后变更和再注册等要求。

技能目标

- 学会查阅药品批准文号了解注册药品相关信息，分析判断药品注册的分类。

德育目标

- 通过了解药品注册过程需要严格遵守相关法律法规的要求，形成实事求是、严谨的科学作风。

情境导入

情境描述：

　　近日，某市有顾客反映当地一家私人药店涉嫌违规销售药品，市场监督管理局执法人员依法进行查处，发现该店存在多款国外药品，药品上没有中文标识。经查实，店长交代，这些药品的来源主要通过亲戚在国外药房代购，售卖这些药品是因为有顾客需要，他可以从中赚取一些差价。

　　该店是否存在违法行为？主要违反了哪些法律法规？

学前导语：

　　药品是特殊商品，我国在药品注册方面有严格的法律要求，其中包括药品研制、上市许可、注册核查检验、批准文号等方面。了解药品注册的相关法律法规制度要求，从而做到知法守法，是药学人员必备的素质。

第一节　药品注册管理概述

一、药品注册的历史和意义

（一）药品注册的历史

人类社会在发展的过程中，不可避免地面临着各种疾病的困扰，为了预防、诊断、治疗各种疾病，就要不断研发新的药物进行应对。然而，并不是药物对疾病有效就能广泛应用，过往出现的一些药害事件使人们付出了沉重的代价。

1937年，美国一家公司未进行临床试验就将有抗菌作用的磺胺酏剂投放市场，最终造成100多人死亡，多数是儿童。经检测发现引起该事件的原因是磺胺酏剂里的二甘醇，二甘醇是一种化学溶剂，有一定的肾毒性、肝毒性。如果该药品上市之前进行相关的药物试验，是可以避免这个事件发生的，然而当时美国法律是允许新药不经临床试验就可以进入市场。该事件后，美国于1938年6月通过了《食品、药品与化妆品法案》，规定任何新药必须经过美国食品药品管理局（Food and Drug Administration，FDA）的安全性审查才能上市，这是药品注册制度的一个开始。

20世纪50—60年代发生的"反应停"事件引起世界的广泛关注。1960年，美国Merrell公司获得了沙利度胺美国销售权，向FDA申请上市。FDA的Kelsey医师负责医学审查，她注意到沙利度胺在动物实验中效果很差，而且作为孕妇用药，这款药也没有验证对胎儿的影响，虽然Merrell公司先后6次向FDA申请上市，但全部遭到Kelsey医师的拒绝，美国因此未受到"反应停"的伤害。自此事件之后，美国再次对相关法律进行修订，要求药品上市前必须向FDA提供充分的证明，包括临床试验数据等。

1984年我国的第一部《药品管理法》中，首次以法律的形式确认了药品上市许可审批制度，2002年10月国家药品监督管理部门颁布了《药品注册管理办法（试行）》，对药品注册管理有了详细的要求。如今，以最新版的《药品管理法》和《药品管理实施条例》相关规定为依据，形成了以《药品注册管理办法》为核心的药品注册管理体系。最新版《药品注册管理办法》于2020年1月15日经国家市场监督管理总局审议通过，自2020年7月1日起施行。

⊘ 知识链接 ....

"反应停"事件

　　1957年，一种名叫沙利度胺的药品在西德上市，因为它能改善妊娠呕吐反应，所以又叫"反应停"。由于这个药品的有效性高，此药很快就在日本、欧美等发达国家流行。但在1959—1961年间，全球范围内陆续发现了10 000多个四肢短小，手脚直接连在身体上，形似"海豹"的畸形婴儿。后经调查发现，这些"海豹婴儿"正是由于患儿的母亲在妊娠期间服用了沙利度胺。1962年，沙利度胺在全球范围内被禁用。

（二）药品注册的目的和意义

　　药品注册的目的是规范药品注册行为，保证药品的安全、有效和质量可控。实行药品注册制度后，从药物研究到药品上市需要经过药物临床前研究、药物临床试验、上市审批等一系列严格的过程，这对保障人民用药安全、保证药品质量、确保药品疗效和安全性起到重大的作用。实行药品注册的意义体现在以下三方面：①对保障人民用药安全、药品质量、药品疗效和安全性起到重要作用；②让药品研发、生产、经营流通等活动更规范、更科学、更精细；③对加快我国创新药的研发，应对重大突发公共卫生事件有积极的指导意义。

二、药品注册的相关概念

（一）药品注册

　　药品注册是指药品注册申请人依照法定程序和相关要求提出药物临床试验、药品上市许可、再注册等申请以及补充申请，药品监督管理部门基于法律法规和现有科学认知进行安全性、有效性和质量可控性等审查，决定是否同意其申请的活动。

（二）药品注册申请人

　　药品注册申请人（以下简称申请人）应当为能够承担相应法律责任的企业或者药品研制机构等。境外申请人应当指定中国境内的企业法人办理相关药品注册事项。申请人取得药品注册证书后，为药品上市许可持有人（以下简称持有人）。

三、药品注册分类

药品注册按照中药、化学药和生物制品等进行分类注册管理。

（一）中药

中药是指在我国中医药理论指导下使用的药用物质及其制剂。中药注册按照中药创新药、中药改良型新药、古代经典名方中药复方制剂、同名同方药等进行分类。

1. 中药创新药　指处方未在国家药品标准、药品注册标准及国家中医药主管部门发布的《古代经典名方目录》中收载，具有临床价值，且未在境外上市的中药新处方制剂。

2. 中药改良型新药　指改变已上市中药的给药途径、剂型，且具有临床应用优势和特点，或增加功能主治等的制剂。

3. 古代经典名方中药复方制剂　古代经典名方是指符合《中华人民共和国中医药法》规定的，至今仍广泛应用、疗效确切、具有明显特色与优势的古代中医典籍所记载的方剂。古代经典名方中药复方制剂是指来源于古代经典名方的中药复方制剂。

4. 同名同方药　指通用名称、处方、剂型、功能主治、用法及日用饮片量与已上市中药相同，且在安全性、有效性、质量可控性方面不低于该已上市中药的制剂。

天然药物是指在现代医药理论指导下使用的天然药用物质及其制剂。天然药物参照中药注册分类。

（二）化学药

化学药注册按照化学药创新药、化学药改良型新药、仿制药等进行分类，分为5个类别。

1. 1类　境内外均未上市的创新药。指含有新的结构明确的、具有药理作用的化合物，且具有临床价值的药品。

2. 2类　境内外均未上市的改良型新药。指在已知活性成分的基础上，对其结构、剂型、处方工艺、给药途径、适应证等进行优化，且具有明显临床优势的药品。

3. 3类　境内申请人仿制境外上市但境内未上市原研药品的药品。该类药品应与参比制剂的质量和疗效一致。

4. 4类　境内申请人仿制已在境内上市原研药品的药品。该类药品应与参比制剂的质量和疗效一致。

5. 5类 境外上市的药品申请在境内上市。

原研药品是指境内外首个获准上市，且具有完整和充分的安全性、有效性数据作为上市依据的药品。

参比制剂是指经国家药品监管部门评估确认的仿制药研制使用的对照药品。参比制剂的遴选与公布按照国家药品监管部门相关规定执行。

（三）生物制品

为规范生物制品注册申报和管理，将生物制品分为预防用生物制品、治疗用生物制品和按生物制品管理的体外诊断试剂。生物制品注册按照生物制品创新药、生物制品改良型新药、已上市生物制品（含生物类似药）等进行分类。

四、药品注册管理机构

（一）国家药品监督管理局

国家药品监督管理局主管全国药品注册管理工作，负责建立药品注册管理工作体系和制度，制定药品注册管理规范，依法组织药品注册审评审批以及相关的监督管理工作。

（二）省级药品监督管理部门

省、自治区、直辖市药品监督管理部门负责本行政区域内以下药品注册相关管理工作：

1. 境内生产药品再注册申请的受理、审查和审批。

2. 药品上市后变更的备案、报告事项管理。

3. 组织对药物非临床安全性评价研究机构、药物临床试验机构的日常监管及违法行为的查处。

4. 参与国家药品监督管理局组织的药品注册核查、检验等工作。

5. 国家药品监督管理局委托实施的药品注册相关事项。

省、自治区、直辖市药品监督管理部门设置或者指定的药品专业技术机构，承担依法实施药品监督管理所需的审评、检验、核查、监测与评价等工作。

（三）药品审评中心

国家药品监督管理局药品审评中心（简称药品审评中心）负责药物临床试验申请、药品上市许可申请、补充申请和境外生产药品再注册申请等的审评。

（四）其他相关机构

中国食品药品检定研究院（简称中检院）、国家药典委员会（简称药典委）、国家药品监督管理局食品药品审核查验中心（简称药品核查中心）、国家药品监督管理局药品评价中心（简称药品评价中心）、国家药品监督管理局行政事项受理服务和投诉举报中心、国家药品监督管理局信息中心（简称信息中心）等药品专业技术机构，承担依法实施药品注册管理所需的药品注册检验、通用名称核准、核查、监测与评价、制证送达以及相应的信息化建设与管理等相关工作。

第二节　药品注册的基本制度和要求

一、药品研制和注册的要求

从事药物研制和药品注册活动，应当遵守有关法律、法规、规章、标准和规范；参照相关技术指导原则，采用其他评价方法和技术的，应当证明其科学性、适用性；应当保证全过程信息真实、准确、完整和可追溯。

药品应当符合国家药品标准和经国家药品监督管理局核准的药品质量标准。经国家药品监督管理局核准的药品质量标准，为药品注册标准。药品注册标准应当符合现行版《中华人民共和国药典》通用技术要求，不得低于《中华人民共和国药典》的规定。申报注册品种的检测项目或者指标不适用《中华人民共和国药典》的，申请人应当提供充分的支持性数据。

二、药品注册相关制度

（一）加快上市注册制度

国家药品监督管理局建立药品加快上市注册制度，支持以临床价值为导向的药物创新。对符合条件的药品注册申请，申请人可以申请适用突破性治疗药物、附条件批准、优先审评审批及特别审批程序。在药品研制和注册过程中，药品监督管理部门及其专业技术机构给予必要的技术指导、沟通交流、优先配置资源、缩短审评时限等政策和技术支持。

1. 突破性治疗药物　药物临床试验期间，用于防治严重危及生命或者严重影响生存质量的疾病，且尚无有效防治手段或者与现有治疗手段相比有足够证据表明具有明显临床优势的创新药或者改良型新药等，申请人可以申请适用突破性治疗药物程序。

2. 附条件批准　药物临床试验期间，符合以下情形的药品，可以申请附条件批准。

（1）治疗严重危及生命且尚无有效治疗手段的疾病的药品，药物临床试验已有数据证实疗效并能预测其临床价值的。

（2）公共卫生方面急需的药品，药物临床试验已有数据显示疗效并能预测其临床价值的。

（3）应对重大突发公共卫生事件急需的疫苗或者国家卫生健康委员会认定急需的其他疫苗，经评估获益大于风险的。

3. 优先审评审批　药品上市许可申请时，以下具有明显临床价值的药品，可以申请适用优先审评审批程序。

（1）临床急需的短缺药品、防治重大传染病和罕见病等疾病的创新药和改良型新药。

（2）符合儿童生理特征的儿童用药品新品种、剂型和规格。

（3）疾病预防、控制急需的疫苗和创新疫苗。

（4）纳入突破性治疗药物程序的药品。

（5）符合附条件批准的药品。

（6）国家药品监督管理局规定其他优先审评审批的情形。

4. 特别审批　在发生突发公共卫生事件的威胁时以及突发公共卫生事件发生后，国家药品监督管理局可以依法决定对突发公共卫生事件应急所需防治药品实行特别审批。对实施特别审批的药品注册申请，国家药品监督管理局按照统一指挥、早期介入、快速高效、科学审批的原则，组织加快并同步开展药品注册受理、审评、核查、检验工作。特别审批的情形、程序、时限、要求等按照药品特别审批程序规定执行。

（二）关联审批审评制度

药品审评中心在审评药品制剂注册申请时，对药品制剂选用的化学原料药、辅料及直接接触药品的包装材料和容器进行关联审评。

（三）处方药和非处方药分类注册和转换管理

药品审评中心根据非处方药的特点，制定非处方药上市注册相关技术指导原则和程序，并向社会公布。药品评价中心制定处方药和非处方药上市后转换相关技术要求和程序，并向社会公布。

（四）专家咨询制度

药品审评中心等专业技术机构根据工作需要建立专家咨询制度，成立专家咨询委员会，在审评、核查、检验、通用名称核准等过程中就重大问题听取专家意见，充分发挥专家的技术支撑作用。

（五）建立化学药品目录集

国家药品监督管理局建立收载新批准上市以及通过仿制药质量和疗效一致性评价的化学药品目录集，载明药品名称、活性成分、剂型、规格、是否为参比制剂、持有人等相关信息，及时更新并向社会公开。化学药品目录集收载程序和要求，由药品审评中心制定，并向社会公布。

（六）建立与申请人的沟通交流窗口

申请人在药物临床试验申请前、药物临床试验过程中以及药品上市许可申请前等关键阶段，可以就重大问题与药品审评中心等专业技术机构进行沟通交流。药品注册过程中，药品审评中心等专业技术机构可以根据工作需要组织与申请人进行沟通交流。

第三节　药品上市注册

一、临床试验

临床试验，指以人体（患者或健康受试者）为对象的试验，意在发现或验证某种试验药物的临床医学、药理学以及其他药效学作用、不良反应，或者试验药物的吸收、分布、代谢和排泄，以确定药物的疗效与安全性的系统性试验。药物临床试验是以药品上市注册为目的，为确定药物安全性与有效性在人体开展的药物研究。

（一）药物临床试验分期

药物临床试验分为Ⅰ期临床试验、Ⅱ期临床试验、Ⅲ期临床试验、Ⅳ期临床试验以及生物等效性试验。

1. Ⅰ期临床试验　初步的临床药理学及人体安全性评价试验。观察人体对于新药的耐受程度和药代动力学，为制定给药方案提供依据。

2. Ⅱ期临床试验　治疗作用初步评价阶段。其目的是初步评价药物对目标适应证患者的治疗作用和安全性，也包括为Ⅲ期临床试验研究设计和给药剂量方案的确定提供依据。此阶段的研究设计可以根据具体的研究目的，采用多种形式，包括随机盲法对照临床试验。

3. Ⅲ期临床试验　治疗作用确证阶段。其目的是进一步验证药物对目标适应证患者的治疗作用和安全性，评价利益与风险关系，最终为药物注册申请的审查提供充分的依据。试验一般应为具有足够样本量的随机盲法对照试验。

4. Ⅳ期临床试验　新药上市后应用研究阶段。其目的是考察在广泛使用条件下的药物的疗效和不良反应，评价在普通或者特殊人群中使用的利益与风险关系以及改进给药剂量等。

5. 生物等效性试验 是指用生物利用度研究的方法，以药代动力学参数为指标，比较同一种药物的相同或者不同剂型的制剂，在相同的试验条件下，其活性成分吸收程度和速度有无统计学差异的人体试验。

（二）临床试验要求

药物临床试验应当符合《世界医学大会赫尔辛基宣言》原则及相关伦理要求，受试者的权益和安全是考虑的首要因素，优先于对科学和社会的获益，伦理审查与知情同意是保障受试者权益的重要措施。药物临床试验应当在具备相应条件并按规定备案的药物临床试验机构开展。其中，疫苗临床试验应当由符合国家药品监督管理局和国家卫生健康委员会规定条件的三级医疗机构或者省级以上疾病预防控制机构实施或者组织实施。

药品审评中心在接到申请人的药物临床试验申请后，自受理之日起60日内决定是否同意开展，并通过药品审评中心网站通知申请人审批结果。逾期未通知的，视为同意。申请人可按照提交的方案开展药物临床实验。药物临床试验应当在批准后3年内实施。药物临床试验申请自获准之日起，3年内未有受试者签署知情同意书的，该药物临床试验许可自行失效。仍需实施药物临床试验的，应当重新申请。

用于申请药品注册的临床试验，必备文件应当至少保存至试验药物被批准上市后5年；未用于申请药品注册的临床试验，必备文件应当至少保存至临床试验终止后5年。

（三）新版GCP简介

《药物临床试验质量管理规范》（Good Clinical Practice 简称GCP）适用于为申请药品注册而进行的药物临床试验。为保证药物临床试验过程规范，数据和结果的科学、真实、可靠，保护受试者的权益和安全，国家药品监督管理局会同国家卫生健康委员会于2020年1月15日组织修订了《药物临床试验质量管理规范》（GCP），自2020年7月1日起施行。药物的临床试验应当遵守本规范。新版GCP共有九章83条。第一章总则，第二章术语及其定义，第三章伦理委员会，第四章研究者，第五章申办者，第六章试验方案，第七章研究者手册，第八章必备文件管理，第九章附则。

二、药品上市许可

（一）药品上市注册制

药品审评中心应当组织药学、医学和其他技术人员，按要求对已受理的药品上市许可申请进行审评。根据药品注册申报资料、核查结果、检验结果等，对药品的安全性、有效性和质量可控性等进行综合审评，综合审评结论通过的，批准药品上市，发给药品注册证书。综合审评结论不通过的，作出不予批准决定。药品注册证书载明药品批准文号、持有人、生产企业等信息。非处方药的药品注册证书还应当注明非处方药类别。

在中国境内上市的药品，应当经国务院药品监督管理部门批准，取得药品注册证书；但是，未实施审批管理的中药材和中药饮片除外。国外企业生产的药品取得"进口药品注册证"，中国香港、中国澳门和中国台湾企业生产的药品取得"医药产品注册证"后，方可进口。国务院药品监督管理部门核发的药品批准文号、"进口药品注册证"、"医药产品注册证"的有效期为5年。有效期届满，需要继续生产或者进口的，应当在有效期届满前6个月申请再注册。

（二）非处方药上市许可

符合以下情形之一的，可以直接提出非处方药上市许可申请：

1. 境内已有相同活性成分、适应证（或者功能主治）、剂型、规格的非处方药上市的药品。

2. 经国家药品监督管理局确定的非处方药改变剂型或者规格，但不改变适应证（或者功能主治）、给药剂量以及给药途径的药品。

3. 使用国家药品监督管理局确定的非处方药的活性成分组成的新的复方制剂。

4. 其他直接申报非处方药上市许可的情形。

三、关联审评审批

化学原料药、辅料及直接接触药品的包装材料和容器生产企业应当按照关联审评审批制度要求，在化学原料药、辅料及直接接触药品的包装材料和容器登记平台登记产品信息和研究资料。药品审评中心向社会公示登记号、产品名称、企业名称、生产地址等基本信息，供药品制剂注册申请人选择。

药品制剂申请人提出药品注册申请，可以直接选用已登记的化学原料药、辅料及直接接触药品的包装材料和容器；选用未登记的化学原料药、辅料及直接接触药品的包装材料和容器的，相关研究资料应当随药品制剂注册申请一并申报。

四、药品注册核查

药品注册核查，是指为核实申报资料的真实性、一致性以及药品上市商业化生产条件，检查药品研制的合规性、数据可靠性等，对研制现场和生产现场开展的核查活动，以及必要时对药品注册申请所涉及的化学原料药、辅料及直接接触药品的包装材料和容器生产企业、供应商或者其他受托机构开展的延伸检查活动。

对于创新药、改良型新药以及生物制品等，应当进行药品注册生产现场核查和上市前药品生产质量管理规范检查。

对于仿制药等，根据是否已获得相应生产范围药品生产许可证且已有同剂型品种上市等情况，基于风险进行药品注册生产现场核查、上市前药品生产质量管理规范检查。

五、药品注册检验

药品注册检验，包括标准复核和样品检验。标准复核，是指对申请人申报药品标准中设定项目的科学性、检验方法的可行性、质控指标的合理性等进行的实验室评估。样品检验，是指按照申请人申报或者药品审评中心核定的药品质量标准对样品进行的实验室检验。

中检院或者经国家药品监督管理局指定的药品检验机构承担以下药品注册检验：① 创新药；② 改良型新药（中药除外）；③ 生物制品、放射性药品和按照药品管理的体外诊断试剂；④ 国家药品监督管理局规定的其他药品。

境外生产药品的药品注册检验由中检院组织口岸药品检验机构实施。

其他药品的注册检验，由申请人或者生产企业所在地省级药品检验机构承担。

> **？ 课堂问答** ——————
>
> 国外企业生产的药品和中国香港、中国澳门和中国台湾企业生产的药品注册证书有什么不同？是否所有药品都需要取得药品注册证书？

第四节　药品上市后变更和再注册

一、药品上市后研究和变更

（一）药品上市后研究

持有人应当主动开展药品上市后研究，对药品的安全性、有效性和质量可控性进行进一步确证，加强对已上市药品的持续管理。

药品注册证书及附件要求持有人在药品上市后开展相关研究工作的，持有人应当在规定时限内完成并按照要求提出补充申请、备案或者报告。

药品批准上市后，持有人应当持续开展药品安全性和有效性研究，根据有关数据及时备案或者提出修订说明书的补充申请，不断更新完善说明书和标签。药品监督管理部门依职责可以根据药品不良反应监测和药品上市后评价结果等，要求持有人对说明书和标签进行修订。

（二）药品上市后变更

药品上市后的变更，按照其对药品安全性、有效性和质量可控性的风险和产生影响的程度，实行分类管理，分为审批类变更、备案类变更和报告类变更。

1. 审批类变更　以下变更，持有人应当以补充申请方式申报，经批准后实施。

（1）药品生产过程中的重大变更。

（2）药品说明书中涉及有效性内容以及增加安全性风险的其他内容的变更。

（3）持有人转让药品上市许可。

（4）国家药品监督管理局规定需要审批的其他变更。

2. 备案类变更　以下变更，持有人应当在变更实施前，报所在地省、自治区、直辖市药品监督管理部门备案。

（1）药品生产过程中的中等变更。

（2）药品包装标签内容的变更。

（3）药品分包装。

（4）国家药品监督管理局规定需要备案的其他变更。

3. 报告类变更　以下变更，持有人应当在年度报告中报告。

（1）药品生产过程中的微小变更。

（2）国家药品监督管理局规定需要报告的其他变更。

二、药品再注册

持有人应当在药品注册证书有效期届满前6个月申请再注册。境内生产药品再注册申请由持有人向其所在地省、自治区、直辖市药品监督管理部门提出，境外生产药品再注册申请由持有人向药品审评中心提出。

药品再注册申请受理后，省、自治区、直辖市药品监督管理部门或者药品审评中心对持有人开展药品上市后评价和不良反应监测情况，按照药品批准证明文件和药品监督管理部门要求开展相关工作情况，以及药品批准证明文件载明信息变化情况等进行审查，符合规定的，予以再注册，发给"药品再注册批准通知书"。不符合规定的，不予再注册，并报请国家药品监督管理局注销"药品注册证书"。

三、药品批准文号

境内生产药品批准文号格式为：国药准字H（Z、S）+四位年号+四位顺序号。

中国香港、中国澳门和中国台湾生产药品批准文号格式为：国药准字H（Z、S）C+四位年号+四位顺序号。

境外生产药品批准文号格式为：国药准字H（Z、S）J+四位年号+四位顺序号。

其中，H代表化学药，Z代表中药，S代表生物制品。

药品批准文号，不因上市后的注册事项的变更而改变。

中药另有规定的从其规定。

课堂问答

用所学知识分析以下批准文号：

1. 国药准字H20060921。

2. 国药准字ZC20141121。

3. 国药准字SJ20100518。

学习小结

1. 我国的药品注册管理是以《药品管理法》和《药品管理实施条例》为根本依据，《药品注册管理办法》为核心，GLP和GCP等规范进行的。

2. 药品注册按照中药、化学药和生物制品等进行分类注册管理。

3. 药品注册涵盖了药品从研发到流通的全过程，包括药品研制和注册、药品上市注册、药品上市后变更和再注册等方面。具体内容有加快上市注册制度、关联审批审评制、处方药和非处方药分类注册和转换管理、临床试验、上市许可、关联审评审批、药品注册核查、药品注册检验、药品批准文号管理等。

（曾国治）

第九章
药品生产管理

学习目标

知识目标

- 掌握　药品生产的概念，开办药品生产企业的条件、《药品生产质量管理规范》（2010年修订）的主要内容。
- 熟悉　药品生产特点、药品委托生产的相关规定。
- 了解　药品生产企业相关审批程序、GMP发展历程。

技能目标

- 学会查阅并运用药品生产管理的相关法律法规解决实际问题，锻炼学生独立思考问题的能力。

德育目标

- 树立药学事业中的法制观念和"质量第一"的思想，培养实事求是的科学态度和为公众健康服务的社会责任感。

⊙ 情境导入

情境描述：

　　某不法商人伪造"药品生产许可证"等证件，将工业原料二甘醇假冒药用辅料丙二醇出售给某药厂，该厂采购员违规购入假冒丙二醇，质检人员严重违反操作规程，并篡改实验数据，签发合格证，致使假冒药用辅料制成的假药亮菌甲素注射液投放市场，导致多名患者使用该药物后死亡。该案件中企业相关人员应承担哪些责任？药品生产为什么从过程上就必须遵循相关的管理规定？在药品生产过程中应当遵守哪些规定呢？

学前导语：

　　医药安全是人命关天的大事，任何药品质量的形成是设计和生产出来的，而不是检验出来的。在我国，药品生产具有严格的准入控制，同时注重加强药品生产过程管理，确保药品质量。本章将学习从事药品生产活动应当具备的条件及《药品生产质量管理规范》的主要内容等知识，希望同学们加强药品质量意识，树立"质量第一"的思想。

第一节 药品生产与药品生产企业

一、药品生产的概念和特点

（一）药品生产的概念

药品生产是指将原料药及药用辅料加工制备成能供医疗用的药品的过程。药品生产全过程包括原料药生产和将原料药制成一定剂型（供临床使用的制剂）的药物制剂（或称药物剂型）生产两个阶段。从事药品生产活动，应当遵守法律、法规、规章、标准和规范，保证全过程信息真实、准确、完整和可追溯。

1. 原料药的生产 原料药是指生产药物制剂的原料，包括植物、动物或其他生物产品，无机元素、无机化合物和有机化合物。原料药的生产根据原材料性质的不同、加工制造方法不同，分为中药的加工制造（包括中药材产地加工和饮片生产）、药用无机元素和无机化合物的加工制造、药用有机化合物的加工制造。

2. 药物制剂的生产 将不同方法制得的原料药，进一步制成适合于预防、治疗或诊断用途的药物制剂（或称药物剂型），方能用于患者，这一过程即药物制剂生产。各种不同的剂型如片剂、胶囊剂、注射剂、口服液等，采用不同的加工制造方法。

（二）药品生产的特点

药品生产属于工业生产，具有一般工业生产的共性。但是由于药品具有生命关联性，产品质量要求高，法律控制严格，因此，药品生产更关注质量管理，具有以下特点。

1. 生产质量管理法制化 任何从事药品生产的企业都必须接受国家药品监督管理部门的严格监督，实行药品生产许可证管理制度。

2. 生产过程卫生要求严格 药品生产企业的内外环境有严格的清洁卫生要求，

生产车间的卫生洁净程度、药品厂区的卫生状况以及生产人员的卫生意识都会对药品质量产生较大影响，不同品种或同一品种的不同批次药品之间也可能互相产生污染，因此，药品生产对生产环境、生产过程的卫生要求极其严格，要求净化生产。

3. 生产过程关注质量控制　药品安全性要求企业生产的药品必须符合质量标准的规定，必须采用有效的控制手段，确定必须控制的关键工序，预防差错，纠正偏差，保证生产按照规定的工艺路线、工艺方法和手段在受控状态下进行，任何可能带来质量风险的环节都需严格杜绝。

4. 机械化、自动化程度要求高　药品生产过程中所使用的机械体系与其他化工工业有很多不同之处，这是由于药品品种众多，生产工艺各不相同，产品质量要求高，而产量与一般的化工产品相比却要少很多。因此，要求所使用的生产设备应便于清洗，其材料对药品不产生物理或化学变化，且密封性要好，能够防止污染、变质等。

二、开办药品生产企业的条件

药品生产是保证药品供应的主要环节，具有严格的准入控制。我国《药品管理法》规定："从事药品生产活动，应当经所在地省、自治区、直辖市人民政府药品监督管理部门批准，取得'药品生产许可证'。无'药品生产许可证'的，不得生产药品。"同时，药品必须获得相应的批准文号（药品注册批件）。

开办药品生产企业应当具备以下条件：

1. 机构人员　有依法经过资格认定的药学技术人员、工程技术人员及相应的技术工人，法定代表人、企业负责人、生产管理负责人（以下称生产负责人）、质量管理负责人（以下称质量负责人）、质量受权人及其他相关人员符合《药品管理法》与《疫苗管理法》规定的条件。

2. 设施设备　有与药品生产相适应的厂房、设施、设备和卫生环境。

3. 质量检验机构及人员　有能对所生产药品进行质量管理和质量检验的机构、人员及必要的仪器设备。

4. 规章制度　有保证药品质量的规章制度，并符合药品生产质量管理规范要求。

药品监督管理部门在审核批准开办药品生产企业的申请时，除上述必须具备的条件外，还需符合国家制定的行业发展规划和产业政策，防止重复建设。

三、药品生产企业资格的取得

从事药品生产活动，应当经所在地省、自治区、直辖市人民政府药品监督管理部门批准，依法取得"药品生产许可证"，严格遵守药品生产质量管理规范，确保生产过程持续符合法定要求。

（一）提出申请，提交相应材料

开办药品生产企业，申办人应当向拟办企业所在地省、自治区、直辖市人民政府药品监督管理部门提出申请，并提交以下申请材料：

1. 申请人的基本情况及相关证明文件。

2. 拟办企业的基本情况，包括拟办企业名称、生产品种、剂型、设备、工艺及生产能力；拟办企业的场地、周边环境、基础设施及投资规模等情况说明。

3. 工商行政管理部门出具的拟办企业名称预先核准通知书，生产及注册地址、企业类型、法定代表人或企业负责人。

4. 拟办企业的组织机构图（注明各部门的职责及相互关系、部门负责人）。

5. 拟办企业的法定代表人、企业负责人、部门负责人简历、学历及职称证书；依法经过资格认定的药学及相关专业技术人员、工程技术人员、技术工人登记表，并标明所在部门及岗位；高级、中级、初级技术人员的比例情况表。

6. 拟办企业周边环境图、总平面布置图、仓储平面布置图、质量检验场所平面布置图。

7. 拟办企业生产工艺布局平面图（包括更衣室、盥洗间、人流和物流通道、气闸等，并标明人、物流向和空气洁净度等级），空气净化系统送风、回风、排风平面布置图、工艺设备平面布置图。

8. 拟生产的范围、剂型、品种、质量标准及依据。

9. 拟生产剂型和品种的工艺流程图，并需注明主要质量控制点及项目。

10. 空气净化系统、制水系统、主要设备验证概况，生产、检验仪器、仪表、衡器校验情况。

11. 主要生产设备和检验仪器目录。

12. 拟办企业生产管理和质量管理文件目录。

（二）核发"药品生产许可证"

1. 许可受理　省、自治区、直辖市人民政府药品监督管理部门接受药品生产企业开办申请后，受理或不予受理开办申请的，应当出具加盖本部门受理专用印章并注明日期的"受理通知书"或"不予受理通知书"。

自收到申请之日起30个工作日内，按照《药品生产质量管理规范》等有关规定组织开展申报资料技术审查和评定、现场检查。

2. 听证　申请办理"药品生产许可证"直接涉及申请人与他人之间重大利益关系的，申请人、利害关系人依照法律、法规规定享有申请听证的权利。在对药品生产企业的申请进行审查时，省、自治区、直辖市人民政府药品监督管理部门认为涉及公共利益的，应当向社会公告，并举行听证。

3. 信息公示　①公示内容：申请"药品生产许可证"所需要的条件、程序、期限、需要提交的全部材料的目录和申请书示范文本等。②公示方式：省、自治区、直辖市人民政府药品监督管理部门行政机关的网站和办公场所。

4. 信息公开　①公开内容：颁发"药品生产许可证"的有关信息以及申请办理"药品生产许可证"进行审查时，应当公开审批结果，并提供条件便利申请人查询审批进程。②公开方式：省、自治区、直辖市药品监督管理部门行政机关的网站和办公场所。

5. 审核批准　省、自治区、直辖市人民政府药品监督管理部门经审查符合规定的，予以批准，并自书面批准决定作出之日起十日内颁发"药品生产许可证"。不符合规定的，作出不予批准的书面决定，并说明理由，同时告知申请人享有依法申请行政复议或提起行政诉讼的权利。

"药品生产许可证"有效期为5年。有效期届满，需继续生产药品的，持证企业应当在有效期届满前6个月，向原发证机关申请换发。

四、药品委托生产

（一）药品委托生产的含义

药品委托生产是指药品生产企业（以下称委托方）在因技术改造暂不具备生产条件和能力或产能不足暂不能保障市场供应的情况下，将其持有药品批准文号的药品委托其他药品生产企业（以下称受托方）全部生产的行为，不包括部分工序的委托加工行为。

（二）相关要求

1. 委托生产的申请、审批管理　申请药品委托生产，由委托方向所在地省、自治区、直辖市人民政府药品监督管理部门提出申请。委托方应当填写"药品委托生产申请表"，并按要求提交申请材料；对于委托方和受托方不在同一省、自治区、直辖市的，委托方应当首先将"药品委托生产申请表"连同申请材料报受托方所在地省、自治区、直辖市人民政府药品监督管理部门审查，经审查同意后，方可向委托方所在地省、自治区、直辖市人民政府药品监督管理部门申报。委托方所在地省、自治区、直辖市人民政府药品监督管理部门接到药品委托生产申请后，应当在5个工作日内作出受理或者不予受理的决定，出具书面的"受理通知书"或者"不予受理通知书"，并注明日期。

委托方所在地省、自治区、直辖市人民政府药品监督管理部门对药品委托生产的申报资料进行审查，并结合日常监管情况出具审查意见。审查工作时限为20个工作日，20个工作日内不能作出决定的，经本部门负责人批准，可以延长10个工作日，并应当将延长期限的理由告知委托方。需要进行生产现场检查的，所需时间另计。经审查符合规定的予以批准，并自书面批准决定作出之日起10个工作日内向委托方发放"药品委托生产批件"；不符合规定的，书面通知委托方并说明理由。

"药品委托生产批件"有效期不得超过3年，且不得超过该药品批准证明文件规定的有效期限。有效期届满需要继续委托生产的，委托方应当在有效期届满3个月前，办理延期手续。委托生产合同终止的，委托方应当及时办理"药品委托生产批件"注销手续。

2. 委托双方要求　委托方和受托方均应是持有与委托生产药品的"药品生产许可证"相适应的药品生产企业；委托方应当取得委托生产药品的批准文号；委托生产药品的双方应当签订书面合同，内容应当包括质量协议，明确双方的权利和义务；委托方负责委托生产药品的质量及批准放行。受托方应当严格执行质量协议，有效控制生产过程，确保委托生产药品及其生产符合注册和《药品生产质量管理规范》的要求。受托方不得将接受委托生产的药品再次委托第三方生产。经批准或者通过关联审评审批的原料药应当自行生产，不得再行委托他人生产。

3. 对委托产品的管理　委托生产药品的质量标准应当执行国家药品标准；其药品名称、剂型、规格、处方、生产工艺、原料药来源、直接接触药品的包装材料和容器、包装规格、标签、说明书、批准文号等应当与委托方持有的药品批准证明文件的内容相同。在委托生产的药品包装、标签和说明书上，应当标明委托方企业名称和注册地址、受托方企业名称和生产地址。

4. 委托生产的品种界限　麻醉药品、精神药品、药品类易制毒化学品及其复方制剂、医疗用毒性药品、生物制品、多组分生化药品、中药注射剂和原料药不得委托生产。国家药品监督管理部门可以根据监督管理工作需要调整不得委托生产的药品。放射性药品的委托生产按照有关法律法规规定办理。

第二节　药品生产质量管理规范

一、药品生产质量管理规范概述

（一）GMP 产生与发展

药品生产质量管理规范，英文名为 Good Manufacturing Practice，简称 GMP，是在药品生产全过程中，用科学、合理、规范化的条件和方法来保证生产优良药品的一整套系统而科学的技术规范，GMP 是药品生产和质量管理的基本准则，是世界各国对药品生产全过程监督管理普遍采用的法定技术规范，是药品走向国际市场的通行证。

美国是世界上第一个将药品生产质量管理制度形成法定性规范的国家，它是由重大的药物灾难作为催生剂而诞生的。全球 GMP 发展历程如下。

1. 酝酿期　1963 年，美国国会颁布了世界上第一部 GMP；此后，美国食品药品管理局（简称 FDA）对 GMP 进行了数次修订，并在不同领域不断充实完善。1967 年，世界卫生组织（World Health Organization，WHO）在出版的《国际药典》附录中收载了这部 GMP。1969 年，在第 22 届世界卫生大会上，WHO 推荐各成员国药品生产实施 GMP 制度，以确保药品质量和参与国际贸易药品质量签证体系的药品的质量。

2. 成型期　1970 年，欧洲共同体颁布 GMP；1971 年，英国颁布 GMP 及指南；1974 年，日本厚生省颁布 GMP 标准；1975 年，日本厚生省颁布 GMP 实施细则；1979 年，日本在修改药品法时加入 GMP 内容。

3. 发展期　日本、英国、德国、法国及澳大利亚等一百多个国家和地区陆续制定了相应的 GMP 规范。1980 年，日本厚生省颁布 GMP；1982 年，日本厚生省颁发 GMP 证明书；1983 年，英国修改 GMP，并颁发指南（第 3 版）；1986 年，日本厚生省与西德相互承认 GMP 认可；1987 年，日本厚生省与瑞典相互承认 GMP 认可；1988 年，阿拉伯国家制定 GMP 原则；1989 年，欧洲共同体颁布 GMP，WHO 开始修订 GMP；1992 年，WHO 颁布修订后的 GMP，颁布对药品生产企业检查的暂行指导原则。

目前，国际上公认 GMP 是药品生产企业进行质量管理的必备制度，依照 GMP 进行药品生产及质量管理已经成为一种必然趋势。

（二）我国药品 GMP 实施情况

20 世纪 80 年代初，随着对外开放和出口药品的需要，我国提出在制药企业推行 GMP，GMP 制度受到重视。1982 年，中国医药工业公司制定了《药品生产管理规范（试行稿）》，并开始在一些制药企业试行。这是我国制药工业组织制定的 GMP，也是我国最早的 GMP 制度。1985 年，中国医药工业公司在原试行本的基础上修订完成了

《药品生产管理规范（修订稿）》，经原国家医药管理局审查后，作为行业的GMP正式颁布在全国推行。同时也颁布了《药品生产管理规范实施指南》。这对推动我国药品生产企业实行GMP起到了积极作用，并在执行过程中取得了明显成效。

1988年，根据《中华人民共和国药品管理法》，卫生部颁布了《药品生产质量管理规范》（1988年版），作为正式法规执行。1992年，又修订为《药品生产质量管理规范》（1992年修订）。1995年，全国各地相继开始GMP认证工作。1998年，国家食品药品监督管理局总结几年来实施GMP的基本情况，再次修订了GMP，于1999年颁布了《药品生产质量管理规范》（1998年修订）；随后，经过一系列强有力的监督管理措施，自2004年7月1日起，我国顺利实现了所有的药品制剂和原料药都必须在符合GMP条件下生产的目标，未通过GMP认证的药品制剂和原料药企业全部停产。为了进一步强化药品生产企业的质量意识，建立药品质量管理体系，2011年，卫生部发布了《药品生产质量管理规范》（2010年修订），并于2011年3月1日起施行。与之配套的"2010版GMP附录"也于2011年2月24日以《国家药品监督管理局第16号公告》发布。

二、药品生产质量管理规范的主要内容

《药品生产质量管理规范》是药品生产和质量管理的基本准则，适用于药品制剂生产的全过程以及原料药生产中影响成品质量的关键工序。我国现行《药品生产质量管理规范》（2010年修订）包括总则、质量管理、机构与人员、厂房与设施、设备、物料与产品、确认与验证、文件管理、生产管理、质量控制与质量保证、委托生产与委托检验、产品发运与召回、自检、附则，共计14章，54节，313条。作为现行GMP配套文件，"现行GMP附录"包括无菌药品、原料药、生物制品、血液制品、中药制剂等五个方面的内容，是对GMP中原则性规定的补充规定。

我国《药品生产质量管理规范》（2010年修订）要求企业建立全面的质量保证系统和质量风险管理体系，明确了委托生产及委托检验的要求内容，新增了质量受权人、质量风险管理、产品质量回顾分析、持续稳定性考察计划、供应商审计和批准等内容，要求每个企业都要有一个质量受权人，对企业最终产品放行负责。此外，还增加了变更控制、偏差处理、超标调查、纠正和预防措施等内容。《药品生产质量管理规范》（2010年修订）更加注重科学性，强调指导性和可操作性，达到了与WHO药品GMP的一致性。

（一）总则

本规范作为质量管理体系的一部分，是药品生产管理和质量控制的基本要求，旨

在最大限度地降低药品生产过程中污染、交叉污染以及混淆、差错等风险，确保持续稳定地生产出符合预定用途和注册要求的药品。

（二）质量管理

企业应当建立药品质量管理体系，主要包括质量保证、质量控制和质量风险管理三部分。

1. 质量保证（quality assurance，QA） 是质量管理体系的一部分。企业必须建立质量保证系统，同时建立完整的文件体系，以保证系统有效运行。

2. 质量控制（quality control，QC） 包括相应的组织机构、文件系统以及取样、检验等，确保物料或产品在放行前完成必要的检验，确认其质量符合要求。

3. 质量风险管理（quality risk management，QRM） 是在整个产品生命周期中采用前瞻或回顾的方式，对质量风险进行评估、控制、沟通、审核的系统过程。质量风险管理过程所采用的方法、措施、形式及形成的文件应当与存在风险的级别相适应。

⊘ 课堂问答 ——————————————————
药品生产是全过程都需要遵守《药品生产质量管理规范》吗？思考并回答药品质量风险管理是如何实施的。
....

（三）机构与人员

机构是药品生产和质量管理的组织保证，人员是药品生产和质量管理的执行主体。GMP要求，药品生产企业在机构设置中要遵循因事设岗、因岗配人原则，使全部质量活动落实到岗位、人员。各部门既要有明确的分工，又要相互协作、相互制约。

1. 组织机构 企业应当建立与药品生产相适应的管理机构，并有组织机构图。企业应当设立独立的质量管理部门，履行质量保证和质量控制的职责。质量管理部门可以分别设立质量保证部门和质量控制部门。质量管理部门应当参与所有与质量有关的活动，负责审核所有与本规范有关的文件。质量管理部门人员不得将职责委托给其他部门的人员。

2. 关键人员 应当为企业的全职人员，至少应当包括企业负责人、生产管理负责人、质量管理负责人和质量受权人。质量管理负责人和生产管理负责人不得互相兼任，质量管理负责人和质量受权人可以兼任。应当制定操作规程确保质量受权人独立履行职责，不受企业负责人和其他人员的干扰。

企业关键人员资质及经验要求见表9-1。

表 9-1 企业关键人员资质、经验要求

关键人员	资质	经验要求
生产管理负责人	至少具有药学或相关专业本科学历或中级专业技术职称或执业药师资格	具有至少3年从事药品生产和质量管理的实践经验,其中至少有1年的药品生产管理经验
质量管理负责人	至少具有药学或相关专业本科学历或中级专业技术职称或执业药师资格	具有至少5年从事药品生产和质量管理的实践经验,其中至少1年的药品质量管理经验
质量受权人	至少具有药学或相关专业本科学历或中级专业技术职称或执业药师资格	具有至少5年从事药品生产和质量管理的实践经验,从事过药品生产过程控制和质量检验工作

3. 培训　企业应当指定部门或专人负责培训管理工作,应当有经生产管理负责人或质量管理负责人审核或批准的培训方案或计划,培训记录应当予以保存。与药品生产、质量有关的所有人员都应当经过培训,培训的内容应当与岗位的要求相适应。高风险操作区的工作人员应当接受专门的培训。

4. 人员卫生　企业应当对人员健康进行管理,并建立健康档案。直接接触药品的生产人员上岗前应当接受健康检查,以后每年至少进行一次健康检查。企业应当采取适当措施,避免体表有伤口、患有传染病或其他可能污染药品疾病的人员从事直接接触药品的生产。任何进入生产区的人员均应当按照规定更衣。进入洁净生产区的人员不得化妆和佩戴饰物。操作人员应当避免裸手直接接触药品、与药品直接接触的包装材料和设备表面。

（四）厂房与设施

1. 厂房的要求　选址、设计、布局、建造、改造和维护必须符合药品生产要求,应当能够最大限度地避免污染、交叉污染、混淆和差错,便于清洁、操作和维护。具体要求如下:

（1）所处环境:最大限度地降低物料或产品遭受污染的风险。

（2）生产环境:整洁。

（3）厂区的地面、路面及运输等不应当对药品的生产造成污染。

（4）生产、行政、生活和辅助区不得互相妨碍;厂区和厂房内的人、物流走向应当合理。

2. 生产区的要求

（1）生产区和贮存区空间要求：①空间足够大；②确保设备及各物料产品有序存放；③避免不同产品或物料的混淆、交叉污染；④避免生产或质量控制操作发生遗漏或差错。

（2）净化系统和洁净区：①洁净区与非洁净区之间、不同级别洁净区之间的压差应当不低于10Pa；②相同洁净度级别的不同功能区域（操作间）之间应当保持适当的压差梯度；③洁净区的内表面（墙壁、地面、天棚）应当平整光滑、无裂缝、接口严密、无颗粒物脱落，避免积尘，便于有效清洁，必要时应当进行消毒。

无菌药品生产所需的洁净区可分为以下4个级别：

A级：高风险操作区，如灌装区、放置胶塞桶和与无菌制剂直接接触的敞口包装容器的区域及无菌装配或连接操作的区域，应当用单向流操作台（罩）维持该区的环境状态。单向流系统在其工作区域必须均匀送风，风速指导值为0.36~0.54m/s。应当有数据证明单向流的状态并经过验证。在密闭的隔离操作器或手套箱内，可使用较低的风速。

B级：指无菌配制和灌装等高风险操作A级洁净区所处的背景区域。

C级和D级：指无菌药品生产过程中重要程度较低操作步骤的洁净区。

各级别空气悬浮粒子的标准规定见表9-2。

表9-2　各级别空气悬浮粒子的标准规定

洁净度级别	悬浮粒子最大允许数/m^3			
	静态		动态	
	≥0.5μm	≥5.0μm	≥0.5μm	≥5.0μm
A级	3 520	20	3 520	20
B级	3 520	29	352 000	2 900
C级	352 000	2 900	3 520 000	29 000
D级	3 520 000	29 000	不作规定	不作规定

3. 生产特殊性质药品的要求　生产特殊性质的药品，如高致敏性药品或生物制品（如卡介苗或其他用活性微生物制备而成的药品）、青霉素类药品、β-内酰胺结构类药品、性激素类避孕药品、某些激素类、细胞毒性类、高活性化学药品等必须采用专用和独立的厂房、专用设施和设备。

4. 仓储区的要求

（1）空间：足够大，确保有序存放待验、合格、不合格、退货或召回的原辅料、包装材料、中间产品、待包装产品和成品等各类物料和产品。

（2）设计建造要求：确保良好的仓储条件，并有通风和照明设施。能够满足物料或产品的贮存条件（如温湿度、避光）和安全贮存的要求，并定期检查和监控。

（3）特殊物料存放：高活性的物料或产品以及印刷包装材料应当贮存于安全的区域。

（4）物料取样区：通常应当单独设区。取样区的空气洁净度级别应当与生产要求一致。

5. 质量控制区的要求

（1）质量控制实验室（QC实验室）：通常应当与生产区分开。生物检定、微生物和放射性同位素的实验室还应当彼此分开。

（2）实验室的设计：应当确保其适用于预定的用途，并能够避免混淆和交叉污染，应当有足够的区域用于样品处置、留样和稳定性考察样品的存放以及记录的保存。

（3）实验动物房：应当与其他区域严格分开，其设计、建造应当符合国家有关规定，并设有独立的空气处理设施以及动物的专用通道。

6. 辅助区的要求

（1）休息室：其设置不应当对生产区、仓储区和质量控制区造成不良影响。

（2）更衣室和盥洗室：应当方便人员进出，并与使用人数相适应。盥洗室不得与生产区和仓储区直接相通。

（3）维修间：应当尽可能远离生产区。存放在洁净区内的维修用备件和工具，应当放置在专门的房间或工具柜中。

（五）设备

1. 设备要求　设备的设计、选型、安装、改造和维护必须符合预定用途，应当尽可能降低产生污染、交叉污染、混淆和差错的风险，便于操作、清洁、维护，以及必要时进行的消毒或灭菌。生产设备不得对药品质量产生任何不利影响。与药品直接接触的生产设备表面应当平整、光洁、易清洗或消毒、耐腐蚀，不得与药品发生化学反应、吸附药品或向药品中释放物质。应当按照操作规程和校准计划定期对生产和检验用衡器、量具、仪表、记录和控制设备以及仪器进行校准和检查，并保存相关记录。

2. 制药用水　制药用水通常分为三类，即饮用水、纯化水和注射用水。制药用水至少应当采用饮用水。纯化水、注射用水的制备、贮存和分配应当能够防止微生物的滋生。纯化水可采用循环，注射用水可采用70℃以上保温循环。应当对制药用水及原水的水质进行定期监测，并有相应的记录。

⊘ **课堂问答** —————————————————————

常用的制药用水分哪几种？如何储存？

....

（六）物料与产品

物料和产品的处理应当按照操作规程或工艺规程执行，并有记录。

1. 物料　物料包括原料、辅料和包装材料等。例如，化学药品制剂的原料是指原料药；生物制品的原料是指原材料；中药制剂的原料是指中药材、中药饮片和外购中药提取物；原料药的原料是指用于原料药生产的除包装材料以外的其他物料。药品生产所用的原辅料、与药品直接接触的包装材料应当符合相应的质量标准。

（1）物料的接收：原辅料、与药品直接接触的包装材料和印刷包装材料的接收应当有操作规程，所有到货物料均应当检查，以确保与订单一致，并确认供应商已经质量管理部门批准。物料的外包装应当有标签，并注明规定的信息。

（2）包装材料的发放：包装材料应当由专人按照操作规程发放，并采取措施避免混淆和差错，确保用于药品生产的包装材料正确无误。

（3）包装材料的印刷：应当建立印刷包装材料设计、审核、批准的操作规程，确保印刷包装材料印制的内容与药品监督管理部门核准的一致，并建立专门的文档，保存经签名批准的印刷包装材料原版实样。

2. 产品　产品包括药品的中间产品、待包装产品和成品。中间产品是指完成部分加工步骤的产品，尚需进一步加工方可成为待包装产品。中间产品和待包装产品应当在适当的条件下贮存并有明确的标识。成品放行前应当待验贮存，其贮存条件应当符合药品注册批准的要求。

3. 不合格品　不合格的物料、中间产品、待包装产品和成品的每个包装容器上均应当有清晰醒目的标志，并在隔离区内妥善保存，其处理应当经质量管理负责人批准，并有记录。

（七）确认与验证

企业的厂房、设施、设备和检验仪器应当经过确认，以及采用经过验证的生产工艺、操作规程和检验方法进行生产、操作和检验，并保持持续的验证状态。当影响产品质量的主要因素发生变更时，应当进行确认或验证。

确认和验证不是一次性的行为。首次确认或验证后，应当根据产品质量回顾分析情况进行再确认或再验证。关键的生产工艺和操作规程应当定期进行再验证，确保其能够达到预期结果。

知识链接

确认与验证

确认是证明厂房、设施、设备能正确运行并可达到预期结果的一系列活动。

验证是证明任何操作规程或方法、生产工艺或系统能达到预期结果的一系列活动。

（八）文件管理

文件是质量保证系统（QA系统）的基本要素，它包括质量标准、生产处方和工艺规程、操作规程以及记录等。文件管理指文件的起草、修订、审核、批准、替换或撤销、复制、保管和销毁等一系列管理活动。

1. 质量标准　是对药品质量规格和检验方法所做的技术规定，包括物料质量标准、成品质量标准；必要时中间产品或待包装产品也应有质量标准。

物料的质量标准一般包括：①物料的基本信息；②取样、检验方法或相关操作规程编号；③定性和定量的限度要求；④贮存条件和注意事项；⑤有效期或复验期。

成品的质量标准一般包括：①产品名称及产品代码；②对应的产品处方编号（如有）；③产品规格和包装形式；④取样、检验方法或相关操作规程编号；⑤定性和定量的限度要求；⑥贮存条件和注意事项；⑦有效期。

2. 工艺规程　是指为生产特定数量的成品而制定的一套或一个文件。每种药品的每个生产批量均应有经企业批准的工艺规程，不同药品规格的每种包装形式均应有各自的包装操作要求。

3. 操作规程　是指经批准用来指导设备操作、维护与清洁、验证、环境控制、取样和检验等药品生产活动的通用性文件，也称标准操作规程。

4. 批记录　每批药品应当有批记录，包括批生产记录、批包装记录、批检验记录和药品放行审核记录等与本批产品有关的记录。每批产品均应当有相应的批生产记录，可追溯该批产品的生产历史以及与质量有关的情况。批记录应当由质量管理部门负责管理，至少保存至药品有效期后一年。

（九）生产管理

1. 生产前准备　生产开始前应当进行检查，确保设备和工作场所没有上批遗留的产品、文件或与本批产品生产无关的物料，设备处于已清洁及待用状态，检查结果应当有记录。还应当核对物料或中间产品的名称、代码、批号和标识，确保生产所用物料或中间产品正确且符合要求。

2. 药品生产和包装要求　均应当按照批准的工艺规程和操作规程进行操作并有相关记录，以确保药品达到规定的质量标准，并符合药品生产许可和注册批准的要求。

3. 批次划分　批是指经一个或若干加工过程生产的、具有预期均一质量和特性的一定数量的原辅料、包装材料或成品。例如，口服或外用的固体、半固体制剂在成型或分装前使用同一台混合设备一次混合所生产的均质产品为一批；口服或外用的液体制剂以灌装（封）前经最后混合的药液所生产的均质产品为一批。应当建立划分产品生产批次的操作规程，生产批次的划分应当能够确保同一批次产品质量和特性的均一性。

4. 编制药品批号和确定生产日期　应当建立编制药品批号和确定生产日期的操作规程。每批药品均应当编制唯一的批号，生产日期不得迟于产品成型或灌装（封）前经最后混合的操作开始日期。

5. 防止污染　不得在同一生产操作间同时进行不同品种和规格药品的生产操作，除非没有发生混淆或交叉污染的可能。在生产的每一阶段，应当保护产品和物料免受微生物和其他污染。

6. 清场　每次生产结束后应当进行清场，确保设备和工作场所没有遗留与本次生产有关的物料、产品和文件。下次生产开始前，应当对前次清场情况进行确认。

7. 防止偏差　应当尽可能避免出现任何偏离工艺规程或操作规程的偏差。一旦出现偏差，应当按照偏差处理操作规程执行。

知识链接

无菌药品和原料药生产批次划分原则

一、无菌药品

1. 大（小）容量注射剂以同一配液罐最终一次配制的药液所生产的均质产品为一批；同一批产品如用不同的灭菌设备或同一灭菌设备分次灭菌的，应当可以追溯。

2. 粉针剂以一批无菌原料药在同一连续生产周期内生产的均质产品为一批。

3. 冻干产品以同一批配制的药液使用同一台冻干设备在同一生产周期内生产的均质产品为一批。

4. 眼用制剂、软膏剂、乳剂和混悬剂等以同一配制罐最终一次配制所生产的均质产品为一批。

除另有规定外均按此原则划分。

二、原料药

1. 连续生产的原料药，在一定时间间隔内生产的在规定限度内的均质产品为一批。

2. 间歇生产的原料药，可由一定数量的产品经最后混合所得的在规定限度内的均质产品为一批。

（十）质量控制与质量保证

1. 质量控制（QC）实验室管理　①QC实验室的人员、设施、设备应当与产品性质和生产规模相适应。②QC负责人应当具有足够的管理实验室的资质和经验，可以管理同一企业的一个或多个实验室。③检验人员至少应当具有相关专业中专或高中以上学历，并经过与所从事的检验操作相关的实践培训且通过考核。④QC实验室应当配备《中国药典》、标准图谱等必要的工具书，以及标准品或对照品等相关的标准物质。⑤企业通常不得进行委托检验；确需委托检验的，应当按照相关规定，委托外部实验室进行检验，但应当在检验报告中予以说明。

2. 物料和产品放行　应当分别建立物料和产品批准放行的操作规程，明确批准放行的标准、职责，并有相应的记录。

3. 持续稳定性考察　①目的：在有效期内监控已上市药品的质量，以发现药品与生产相关的稳定性问题（如杂质含量或溶出度特性的变化），并确定药品能够在标示的贮存条件下，符合质量标准的各项要求。②对象：主要针对市售包装药品，兼顾待包装产品，还应当考虑对贮存时间较长的中间产品进行考察。③要求：考察有方案，结果有报告；时间应当涵盖药品有效期；设备应依规确认和维护。

4. 其他　企业应当建立变更控制系统、纠正措施和预防措施系统、药品不良反应报告和监测管理制度，质量管理部门应当对所有生产用物料的供应商进行质量评估，每年对所有生产的药品按品种进行产品质量回顾分析。

（十一）委托生产与委托检验

为确保委托生产产品的质量和委托检验的准确性和可靠性，委托方和受托方必须签订书面合同，明确规定各方责任、委托生产或委托检验的内容及相关的技术事项。

（十二）产品发运与召回

企业应当建立产品召回系统，必要时可迅速、有效地从市场召回任何一批存在安全隐患的产品。因质量原因退货和召回的产品，均应当按照规定监督销毁，有证据证明退货产品质量未受影响的除外。

1. 发运　每批产品均应当有发运记录。根据发运记录，应当能够追查每批产品的销售情况，必要时应当能够及时全部追回。发运记录应当至少保存至药品有效期后一年。

2. 召回　企业应当制定召回操作规程，指定专人负责组织协调召回工作，保证能够随时启动，并迅速实施。已召回的产品应当有标识，并单独、妥善贮存，等待最终处理决定。召回的进展过程应当有记录，并有最终报告。

（十三）自检

药品生产企业应当定期组织对企业进行自检，自检应当有计划、记录和报告。自检情况应当报告企业高层管理人员。

（十四）附则

对GMP中的一些术语的含义作出界定与解释，并规定实施情况等。

第三节　法律责任

一、未取得"药品生产许可证"生产药品的法律责任

未取得"药品生产许可证"生产、销售药品的，责令关闭，没收违法生产、销售的药品和违法所得，并处违法生产、销售的药品（包括已售出和未售出的药品）货值金额十五倍以上三十倍以下的罚款；货值金额不足十万元的，按十万元计算。

二、生产、销售假药、劣药的法律责任

（一）生产、销售假药的法律责任

生产、销售假药的，没收违法生产、销售的药品和违法所得，责令停产停业整顿，吊销药品批准证明文件，并处违法生产、销售的药品货值金额十五倍以上三十倍以下的罚款；货值金额不足十万元的，按十万元计算；情节严重的，吊销药品生产许可证，十年内不受理其相应申请；药品上市许可持有人为境外企业的，十年内禁止其药品进口。

（二）生产、销售劣药的法律责任

生产、销售劣药的，没收违法生产、销售的药品和违法所得，并处违法生产、销售的药品货值金额十倍以上二十倍以下的罚款；违法生产的药品货值金额不足十万元

的，按十万元计算；情节严重的，责令停产停业整顿直至吊销药品批准证明文件、药品生产许可证。

（三）生产、销售的中药饮片不符合药品标准的法律责任

生产、销售的中药饮片不符合药品标准，尚不影响安全性、有效性的，责令限期改正，给予警告；可以处十万元以上五十万元以下的罚款。

（四）生产、销售假劣药的关键人物的法律责任

生产、销售假劣药且情节严重的，对法定代表人、主要负责人、直接负责的主管人员和其他责任人员，没收违法行为发生期间自本单位所获收入，并处所获收入百分之三十以上三倍以下的罚款，终身禁止从事药品生产经营活动，并可以由公安机关处五日以上十五日以下的拘留。

对生产者专门用于生产假药或劣药的原料、辅料、包装材料、生产设备予以没收。

三、其他法律责任

（一）民事责任

违反《中华人民共和国民法典》与《中华人民共和国产品质量法》，因产品存在缺陷或质量不合格的，造成他人财产、人身损害的，生产者或产品经营者应当承担相应的赔偿责任。

（二）刑事责任

对未取得"药品生产许可证"生产药品或者生产假药、劣药，构成犯罪的，依法追究刑事责任。

> ●⋯⋯ **学习小结**
>
> 1. 药品生产是指将原料药及药用辅料加工制备成能供医疗用的药品的过程。其特点是：①生产质量管理法制化；②生产过程卫生要求严格；③生产过程关注质量控制；④机械化、自动化程度要求高。
> 2. 开办药品生产企业需符合四个条件，即人员、设施设备、质量检验机构及人员、规章制度。同时应向省级药品监督管理部门提交相应的申请材料，按照申请、审批程序进行审核批准。

3. 药品委托生产的审批程序、委托双方要求、对委托产品的管理及委托生产的品种界限。

4. 我国现行《药品生产质量管理规范》（2010年修订）包括总则、质量管理、机构与人员、厂房与设施、设备、物料与产品、确认与验证、文件管理、生产管理、质量控制与质量保证、委托生产与委托检验、产品发运与召回、自检、附则，共计14章，313条。

5. 违反药品生产法律法规，应承担相应的法律责任。

● **思考题**

1. 什么是药品生产？药品生产的特点是什么？
2. 开办药品生产企业需要哪些条件？审批程序是什么？
3. GMP（2010年修订）的主要内容和特点是什么？
4. 谈谈GMP中关键人员的重要性及相关要求。
5. 未取得"药品生产许可证"生产药品的法律责任是什么？
6. 生产、销售假药、劣药的法律责任是什么？

实训二　药品生产企业 GMP 的考察

【实训目的】

1. 掌握GMP及药品生产管理的相关知识。
2. 培养查阅资料、收集和分析信息及利用法律法规解决实际问题的能力。
3. 了解药品生产中药学人员的职业道德规范。
4. 培养学生自主学习能力和团队合作精神。

【实训内容】

参观、见习一个制药企业，实地参观该企业符合GMP要求的药品生产车间。

【实训步骤】

1. 检索、查阅相关文献、网站、杂志、报刊，收集所需信息，初步了解选定的制药企业药品生产管理概况。

2. 实地参观该制药企业药品生产过程。

（1）根据实际情况将学生分组，原则上4~6人/组，每组分别进行实地考察，并均需完成各项考察任务，具体考察任务详见表9-3。

表9-3 考察任务

考察任务	考察要点
任务1：厂房与设施管理	总体布局；生产环境；人流与物流走向；厂房的选址、照明、温湿度、通风等；防虫鼠设施等
任务2：设备管理	设备使用、清洁、维护及维修操作规程和操作记录；生产、检验用相关设备、仪器的校准、检查及相关记录等
任务3：生产区管理	生产区与贮存区、洁净区与非洁净区、不同级别洁净区的空间布局与管理要求
任务4：质量控制区管理	与生产区分开的距离；各类用途实验室的布局；实验记录及存放；实验动物房的设计布局等
任务5：仓储区管理	空间布局；待验、合格、不合格、退货或召回的原辅料、包装材料、中间产品、待包装产品和成品等的存放及相关记录

（2）每组成员听取企业相关人员的讲解介绍，结合所学知识和实地考察，进行观察、思考和记录。

3. 考察结束后，小组成员进行组内交流讨论，撰写见习报告，制作汇报PPT，将参观企业生产环节与GMP相应条款进行比较分析，总结药品生产过程中GMP的相关要求。

4. 每组推选1名同学进行汇报，并对其他同学的提问进行答辩。

【实训评价】

1. 组长对本组成员的参与度进行评价，组内成员进行互评。

2. 教师根据见习报告完成情况，再结合学生实地参观见习表现，以及小组的评价情况，对每个学生进行综合评定。

（罗春元）

第十章
药品经营管理

学习目标

知识目标

- 掌握　药品经营及药品经营企业的概念、开办药品经营企业的条件和审批程序、《药品经营质量管理规范》的概念和主要内容。
- 熟悉　药品流通与互联网药品信息和交易服务管理,《药品经营质量管理规范》附录主要内容。
- 了解　药品经营活动中主要的违法行为及其应承担的法律责任。

技能目标

- 学会运用《药品经营质量管理规范》的知识解决药品经营中的实际问题。

德育目标

- 药品经营中要以关心、爱护患者为出发点,树立基本的的法律法规意识、对患者负责的工作态度、以及团结协作的精神。

情境导入

情境描述:

　　小李是某卫生学校药剂专业的学生,利用暑假时间到某批发企业实习。当来到批发企业时,被眼前的景象惊呆了,只见库房规模较大,分成不同库区,工作人员有条不紊地进行工作,药品在货架上摆放得整整齐齐。一问工作人员才知道,这都是按照《药品经营质量管理规范》里的规定执行的,小李心想,没想到《药品经营质量管理规范》对企业来说这么重要,自己一定要将《药品经营质量管理规范》学懂、学会。

学前导语:

　　药品是一种特殊的商品,直接关系到人体健康和生命安全,因此药品经营企业在经营过程中要严格遵守《药品经营质量管理规范》及相关法律法规，保证药品质量。本章就带领大家一起学习我国药品经营管理相关的法律法规。

第一节　药品经营与药品经营企业

药品是一种特殊的商品，药品经营既有普通商品经营管理活动的共性，又独具特色，药品的经营管理是药品服务具体化过程，也是质量管理具体化过程。各国政府都十分重视药品经营过程的管理，实行了更为严格的监督管理，以保障人们用药的安全、有效、经济、合理。

一、药品经营、药品经营企业的含义

（一）药品经营的含义

药品经营是指有关组织和人员依照药事管理的法律法规对药品进行采购、储存到销售、使用的过程，也可称为药品流通。药品经营方式分为药品批发、药品零售两种。

（二）药品经营企业的含义

药品经营企业是指经营药品的专营企业或兼营企业，是从事药品经营活动的独立经济实体，是药品生产企业与药品使用单位、消费者之间的桥梁，包括药品批发企业、药品零售企业，零售企业按组织形式又分为零售药房和连锁企业。

二、开办药品经营企业的条件

根据《药品管理法》和《药品管理法实施条例》的规定，开办药品经营企业必须具备下列条件：

1. 具有依法经过资格认定的药学技术人员。
2. 具有与所经营药品相适应的营业场所、设备、仓储设施、卫生环境。

3. 具有与所经营药品相适应的质量管理机构或人员。

4. 具有保证所经营药品质量的规章制度。

三、药品经营企业资格的取得

根据《药品管理法》和《药品经营许可证管理办法》的规定，药品经营企业按以下程序办理"药品经营许可证"。

（一）药品批发企业

开办药品批发企业应按照以下程序办理"药品经营许可证"（图 10-1）：

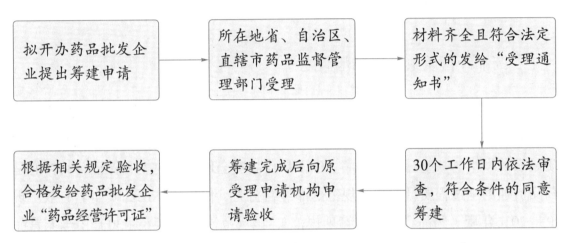

图 10-1　药品批发企业申请"药品经营许可证"程序

（二）药品零售企业

开办药品零售企业应按照以下程序办理"药品经营许可证"（图 10-2）：

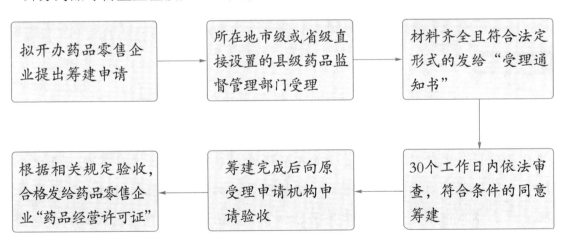

图 10-2　药品零售企业申请"药品经营许可证"程序

课堂问答

小明从卫生学校药学专业毕业已经五年了，经过几年的工作后，有了创业的想法，他想在自己熟悉的药品零售领域进行发展，同学们想一想，他应该具备哪些条件，并如何进行申请？

第二节 药品经营质量管理规范

一、药品经营质量管理规范概述

《药品经营质量管理规范》(Good Supply Practice，GSP) 是药品经营管理和质量控制的基本准则，是控制医药商品流通环节所有可能发生质量事故的因素从而防止质量事故发生的一整套管理程序。GSP是药品安全使用的前提和保证，其目的是通过药品流通的全过程质量控制，规范药品经营行为，保障人体用药安全、有效。现行GSP是2016年版《药品经营质量管理规范》，该规范于2016年6月30日由国家食品药品监督管理总局修订通过，自2016年7月13日起施行，原卫生部2013年6月1日施行的《药品经营质量管理规范》同时废止。

GSP（2016年修订版）共4章，包括总则、药品批发的质量管理、药品零售的质量管理、附则，共计184条。

知识链接

《药品经营质量管理规范》修订内容亮点

新版GSP吸收了许多国外药品流通管理的先进经验，促进了我国药品经营质量管理与国际药品流通质量管理的逐步接轨，如增加了计算机信息化管理、仓储温湿度自动监测、药品冷链管理等新的管理要求，同时引入质量风险管理、体系内审、设备验证等理念和管理方法，在多个环节做出了许多新的规定。

二、药品经营质量管理规范的主要内容

（一）总则

为加强药品经营质量管理，规范药品经营行为，保障人体用药安全、有效，制定本规范，本规范是药品经营管理和质量控制的基本准则。

企业应当在药品采购、储存、销售、运输等环节采取有效的质量控制措施，确保药品质量，并按照国家有关要求建立药品追溯系统，实现药品可追溯。

药品经营企业应当严格执行本规范，药品生产企业销售药品、药品流通过程中其他涉及储存与运输药品的，也应当符合本规范相关要求。药品经营企业应当坚持诚实守信，依法经营。禁止任何虚假、欺骗行为。

（二）质量管理体系、组织机构与质量管理职责

1. 药品批发企业

（1）质量管理体系：企业应当依据有关法律法规及本规范的要求建立质量管理体系，确定质量方针，制定质量管理体系文件，开展质量策划、质量控制、质量保证、质量改进和质量风险管理等活动。企业制定的质量方针文件应当明确企业总的质量目标和要求，并贯彻到药品经营活动的全过程。企业质量管理体系应当与其经营范围和规模相适应，包括组织机构、人员、设施设备、质量管理体系文件及相应的计算机系统等。

（2）组织机构与质量管理职责：企业应当设立与其经营活动和质量管理相适应的组织机构或者岗位，明确规定其职责、权限及相互关系。企业负责人是药品质量的主要责任人，全面负责企业日常管理，负责提供必要的条件，保证质量管理部门和质量管理人员有效履行职责，确保企业实现质量目标并按照药品GSP的要求经营药品。企业质量负责人应当由高层管理人员担任，全面负责药品质量管理工作，独立履行职责，在企业内部对药品质量管理具有裁决权。企业应当设立质量管理部门，有效开展质量管理工作，其职责不得由其他部门及人员履行。

2. 药品零售企业

（1）质量管理文件：企业应当按照有关法律法规及本规范的要求制定质量管理文件，开展质量管理活动，确保药品质量。企业应当具有与其经营范围和规模相适应的经营条件，包括组织机构、人员、设施设备、质量管理文件，并按照规定设置计算机系统。

（2）企业负责人：企业负责人是药品质量的主要责任人，负责企业日常管理，负责提供必要的条件，保证质量管理部门和质量管理人员有效履行职责，确保企业按照本规范要求经营药品。

（3）质量管理部门：企业应当设置质量管理部门或者配备质量管理人员，履行相关职责。

（三）人员管理

1. 相关人员资质要求

（1）药品批发企业从事药品经营和质量管理工作的人员应当符合《药品管理法》的规定，不得有法律法规禁止从业的情形，《药品经营质量管理规范》对药品批发企业的有关岗位人员资质做出规定，具体见表10-1。

表 10-1　药品批发企业经营和质量管理人员资质要求

人员	资质要求
企业负责人	具有大学专科以上学历或者中级以上专业技术职称，经过基本的药学专业知识培训，熟悉有关药品管理的法律法规及药品GSP
质量负责人	具有大学本科以上学历、执业药师资格和3年以上药品经营质量管理工作经历，在质量管理工作中具备正确判断和保障实施的能力
质量管理部门负责人	具有执业药师资格和3年以上药品经营质量管理工作经历，能独立解决经营过程中的质量问题
质量管理人员	应当具有药学中专或者医学、生物、化学等相关专业大学专科以上学历或者具有药学初级以上专业技术职称
验收、养护人员	具有药学或者医学、生物、化学等相关专业中专以上学历或者具有药学初级以上专业技术职称
中药材、中药饮片验收人员	具有中药学专业中专以上学历或者具有中药学中级以上专业技术职称
中药材、中药饮片养护人员	具有中药学专业中专以上学历或者具有中药学初级以上专业技术职称
直接收购地产中药材验收人员	具有中药学中级以上专业技术职称
疫苗质量管理和验收人员	具有预防医学、药学、微生物学或者医学等专业本科以上学历及中级以上专业技术职称，并有3年以上从事疫苗管理或者技术工作经历。至少配备2名专业技术人员
药品采购人员	具有药学或者医学、生物、化学等相关专业中专以上学历
药品销售、储存人员	具有高中以上文化程度

（2）药品零售企业从事药品经营和质量管理工作的人员，应当符合有关法律法规及GSP规定的资格要求，不得有相关法律法规禁止从业的情形。具体人员资质要求见表10-2。

表 10-2　药品零售企业经营和质量管理人员资质要求

人员	资质要求
企业法定代表人或者企业负责人	具备执业药师资格
处方审核人员	具备执业药师资格
质量管理、验收、采购人员	具有药学或者医学、生物、化学等相关专业学历或者具有药学专业技术职称
中药饮片质量管理、验收、采购人员	具有中药学中专以上学历或者具有中药学专业初级以上专业技术职称
营业员	具有高中以上文化程度或者符合省级食品药品监督管理部门规定的条件
中药饮片调剂人员	具有中药学中专以上学历或者具备中药调剂员资格

2. 人员培训　企业应当按照培训管理制度制订年度培训计划并开展培训，使相关人员能正确理解并履行职责，培训内容应当与职责和工作内容相关，包括相关法律法规、药品专业知识及技能、质量管理制度、职责及岗位操作规程等岗前培训和继续培训。培训工作应当做好培训记录并建立培训档案。

药品批发企业从事特殊管理的药品和冷藏冷冻药品的储存、运输等工作的人员，应当接受相关法律法规和专业知识培训并经考核合格后方可上岗。

药品零售企业应当为销售特殊管理的药品、国家有专门管理要求的药品、冷藏药品的人员提供相应培训提供条件，使其掌握相关法律法规和专业知识。

3. 健康管理　质量管理、验收、养护、储存等直接接触药品岗位的人员应当进行岗前及年度健康检查，并建立健康档案。患有传染病或者其他可能污染药品的疾病的人员，不得从事直接接触药品的工作。身体条件不符合相应岗位特定要求的，不得从事相关工作。

（四）文件

企业制定质量管理体系文件应当符合企业实际。文件包括质量管理制度、部门及岗位职责、操作规程、档案、报告、记录和凭证等。书面记录及凭证应当及时填写，并做到字迹清晰，不得随意涂改，不得撕毁。更改记录的，应当注明理由、日期并签名，保持原有信息清晰可辨。管理过程中所有的记录和凭证至少保存5年。

（五）设施与设备

1. 对药品批发企业的规定　企业应当具有与其药品经营范围、经营规模相适应的经营场所和库房。

（1）仓库条件：库房的选址、设计、布局、建造、改造和维护应当符合药品储存的要求，防止药品的污染、交叉污染、混淆和差错。药品储存作业区、辅助作业区应当与办公区和生活区分开一定距离或者有隔离措施。

库房的规模及条件应当满足药品的合理、安全储存，并达到以下要求，便于开展储存作业：库房内外环境整洁，无污染源，库区地面硬化或者绿化；库房内墙、顶光洁，地面平整，门窗结构严密；库房有可靠的安全防护措施，能够对无关人员进入实行可控管理，防止药品被盗、替换或者混入假药；有防止室外装卸、搬运、接收、发运等作业受异常天气影响的措施。

经营中药材、中药饮片的，应当有专用的库房和养护工作场所，直接收购地产中药材的应当设置中药样品室（柜）。

（2）仓库设施设备：企业的库房应当配备药品与地面之间有效隔离的设备；避光、通风、防潮、防虫、防鼠等设备；有效调控温湿度及室内外空气交换的设备；自动监测、记录库房温湿度的设备；符合储存作业要求的照明设备；用于零货拣选、拼箱发货操作及复核的作业区域和设备；包装物料的存放场所；验收、发货、退货的专用场所；不合格药品专用存放场所；经营特殊管理的药品有符合国家规定的储存设施。

（3）冷藏冷冻药品的设施设备：储存、运输冷藏、冷冻药品的，应当配备与其经营规模和品种相适应的冷库，储存疫苗的应当配备两个以上独立冷库；用于冷库温度自动监测、显示、记录、调控、报警的设备；冷库制冷设备的备用发电机组或者双回路供电系统；对有特殊低温要求的药品，应当配备符合其储存要求的设施设备；冷藏车及车载冷藏箱或者保温箱等设备。

（4）运输设施设备：运输药品应当使用封闭式货物运输工具。运输冷藏、冷冻药品的冷藏车及车载冷藏箱、保温箱应当符合药品运输过程中对温度控制的要求。冷藏车具有自动调控温度、显示温度、存储和读取温度监测数据的功能，冷藏箱及保温箱具有外部显示和采集箱体内温度数据的功能。储存、运输设施设备的定期检查、清洁和维护应当由专人负责，并建立记录和档案。

2. 对药品零售企业的规定　企业的营业场所应当与其药品经营范围、经营规模相适应，并与药品储存、办公、生活辅助及其他区域分开。

（1）营业场所设施设备：营业场所应当具有相应设施或者采取其他有效措施，避免药品受室外环境的影响，并做到宽敞、明亮、整洁、卫生。

营业场所应当有以下营业设备：货架和柜台；监测、调控温度的设备；经营中药饮片的营业场所，有存放饮片和处方调配的设备；经营冷藏药品的营业场所，有专用冷藏设备；经营第二类精神药品、毒性中药品种和罂粟壳的营业场所，有符合安全规定的专用存放设备；药品拆零销售所需的调配工具、包装用品。

（2）库房设施设备：企业设置库房的，应当做到库房内墙、顶光洁，地面平整，门窗结构严密；有可靠的安全防护、防盗等措施。仓库应当有以下设施设备：药品与地面之间有效隔离的设备；避光、通风、防潮、防虫、防鼠等设备；有效监测和调控温湿度的设备；符合储存作业要求的照明设备；验收专用场所；不合格药品专用存放场所；经营冷藏药品的，有与其经营品种及经营规模相适应的专用设备。

经营特殊管理的药品应当有符合国家规定的储存设施。储存中药饮片应当设立专用库房。企业应当按照国家有关规定，对计量器具、温湿度监测设备等定期进行校准或者检定。企业应当建立能够符合经营和质量管理要求的计算机系统，并满足药品追溯的要求。

（六）校准和验证

1. 设施设备的校准验证　企业应当按照国家有关规定，对计量器具、温湿度监测设备等定期进行校准或者检定。企业应当对冷库、储运温湿度监测系统以及冷藏运输等设施设备进行使用前验证、定期验证及停用时间超过规定时限的验证。

2. 验证控制文件与验证报告　企业应当根据相关验证管理制度，形成验证控制文件，包括验证方案、报告、评价、偏差处理和预防措施等。验证应当按照预先确定和批准的方案实施，验证报告应当经过审核和批准，验证文件应当存档。企业应当根据验证确定的参数及条件，正确、合理使用相关设施设备。

（七）计算机系统

1. 系统建立　企业应当建立能够符合经营全过程管理及质量控制要求的计算机系统，实现药品可追溯。

2. 系统要求　企业计算机系统应当符合以下要求：有支持系统正常运行的服务器和终端机；有安全、稳定的网络环境，有固定接入互联网的方式和安全可靠的信息平台；有实现部门之间、岗位之间信息传输和数据共享的局域网；有药品经营业务票据生成、打印和管理功能；有符合本规范要求及企业管理实际需要的应用软件和相关数据库。

3. 系统运行　各类数据的录入、修改、保存等操作应当符合授权范围、操作规程和管理制度的要求，保证数据原始、真实、准确、安全和可追溯。计算机系统运行中涉及企业经营和管理的数据应当采用安全、可靠的方式储存并按日备份，备份数据应当存放在安全场所，记录类数据的保存时限应当符合GSP要求。

（八）药品经营过程中的质量控制

1. 对药品批发企业的规定

（1）药品采购：企业采购药品时，要确定供货单位的合法资格和所购入药品的合法性，核实供货单位销售人员的合法资格并与之签订质量保证协议。首营企业、首营品种由采购部门申请，经过质量管理部门和企业质量负责人的审核批准。采购药品要向供货单位索取发票并建立采购记录。

（2）收货与验收：到货药品要逐批进行收货、验收，防止不合格药品入库。

1）收货：药品到货时，收货人员应当核实运输方式是否符合要求，并对照随货同行单（票）和采购记录核对药品，做到票、账、货相符。随货同行单（票）应当包括供货单位、生产厂商、药品的通用名称、剂型、规格、批号、数量、收货单位、收货地址、发货日期等内容，并加盖供货单位药品出库专用章原印章。

冷藏、冷冻药品到货时，应当对其运输方式及运输过程的温度记录、运输时间等质量控制状况进行重点检查并记录。不符合温度要求的应当拒收。

收货人员对符合收货要求的药品，应当按品种特性要求放于相应待验区，或者设置状态标志，通知验收。冷藏、冷冻药品应当在冷库内待验。

2）验收：验收药品要按照药品批号查验同批号的检验报告书。根据验收规定，对每次到货药品进行逐批抽样验收，抽取的样品应当具有代表性。验收人员应当对抽样药品的外观、包装、标签、说明书以及相关的证明文件等逐一进行检查、核对并做好验收记录。实施电子监管的药品，按规定进行电子监管码扫码，并及时将数据上传至中国药品电子监管网系统平台。验收合格的药品应当及时入库登记；验收不合格的，不得入库，并由质量管理部门处理。

（3）储存与养护

1）储存：应根据药品的质量特性对药品进行合理储存，并符合以下要求。①按包装标示的温度要求储存药品，包装上没有标示具体温度的，按《中国药典》（2020年版）规定的贮藏要求进行储存。②储存药品相对湿度为35%~75%。③在人工作业区，按质量状态实行色标管理，合格药品为绿色，不合格药品为红色，待确定药品为黄色。④储存药品应当按照要求采取避光、遮光、通风、防潮、防虫、防鼠等措施。⑤搬运和堆码药品应当严格按照外包装标示要求规范操作。⑥按批号堆码，不同批号的药品不得混垛，垛间距不小于5cm，与库房内墙、顶、温度调控设备及管道等设施间距不小于30cm，与地面间距不小于10cm。⑦普通药品与非药品、外用药与其他药品分开存放，中药材和中药饮片分库存放。⑧特殊管理的药品应当按照国家有关规定储存。⑨拆除外包装的零货药品应当集中存放。⑩储存药品的货架、托盘等设施设备应当保持清洁，无破损和杂物堆放。⑪未经批准的人员不得进入储存作业区，储存作业区内的人员不得有影响药品质量和安全的行为。⑫药品储存作业区内不得存放与储存管理无关的物品。

2）养护：养护人员应当根据库房条件、外部环境、药品质量特性等对药品进行养护，并建立养护记录，应利用计算机系统管理有效期。应定期盘点，做到账、货相符。主要内容是：①指导和督促储存人员对药品进行合理储存与作业；②检查并改善储存条件、防护措施、卫生环境；③对库房温湿度进行有效监测、调控；④按照养护计划对库存药品的外观、包装等质量状况进行检查，并建立养护记录，对储存条件有特殊要求的或者有效期较短的品种应当进行重点养护；⑤发现有问题的药品应当及时在计算机系统中锁定和记录，并通知质量管理部门处理；⑥对中药材和中药饮片应当按其特性采取有效方法进行养护并记录，所采取的养护方法不得对药品造成污染；⑦定期汇总、分析养护信息。

知识链接

药品贮藏温度要求

药品贮藏条件中有关温度的要求，《中国药典》（2020年版）规定如下。

阴凉处：系指不超过20℃。

凉暗处：系指避光并且不超过20℃。

冷处：系指2~10℃。

常温：系指10~30℃。

除另有规定外，"贮藏"项下未规定贮藏温度的一般系指常温。

（4）销售：企业应当将药品销售给合法的购货单位，并如实开具发票，做到票、账、货、款一致。销售特殊管理的药品以及国家有专门管理要求的药品，应当严格按照国家有关规定执行。销售药品要有销售记录并保存至超过有效期1年，但不少于5年。

（5）出库：药品出库应遵循"先产先出""近期先出"的原则。出库时应当对照销售记录进行复核。发现药品有异常情况的（如包装损坏、超过有效期等）不得出库，并报告质量管理部门处理。药品出库时，应附上加盖企业药品出库专用章原印章的随货同行单（票），并建立出库记录。对实施电子监管的药品，出库时应进行扫码和数据上传。

（6）运输与配送：企业应当按照质量管理制度的要求，严格执行运输操作规程，并采取有效措施保证运输过程中的药品质量与安全。在冷藏、冷冻药品运输途中，须实时监测并记录冷藏车、冷藏箱或者保温箱内的温度数据。特殊管理的药品的运输应当符合国家有关规定。

（7）售后管理：企业应当按要求制定投诉管理操作规程，加强对退货的管理，以保证退货环节药品的质量和安全。当发现已售出药品有严重质量问题时应立即通知购货单位停售、追回并做好记录，同时向药品监督管理部门报告。企业应协助药品生产企业履行召回义务，按照召回计划的要求及时传达、反馈药品召回信息，控制和收回存在安全隐患的药品，并建立药品召回记录。企业应按规定进行药品不良反应监测和报告工作。

2. 对药品零售企业的规定

（1）药品采购：药品零售企业采购药品参照批发企业的有关规定进行。

（2）收货与验收：药品到货时，收货人员应当按采购记录，对照供货单位的随货同行单（票）核实药品实物，做到票、账、货相符。企业应当按规定的程序和要求对到货药品逐批进行验收，查验药品检验报告书并做好验收记录。验收抽取的样品应当具有代表性。药品零售企业的冷藏药品验收参照批发企业的有关规定进行。

（3）陈列：企业应当对营业场所温度进行监测和调控，以使营业场所的温度符合常温要求，要定期进行卫生检查，保持环境整洁。药品的陈列应符合以下要求：①按剂型、用途以及储存要求分类陈列，并设置醒目标志。②摆放整齐有序，避免阳光直射。③处方药、非处方药分区陈列，并有处方药、非处方药专用标识。④处方药不得采用开架自选的方式陈列和销售。⑤外用药与其他药品分开摆放。⑥拆零销售的药品集中存放于拆零专柜或者专区。⑦第二类精神药品、毒性中药品种和罂粟壳不得陈列。⑧冷藏药品放置在冷藏设备中，并对温度进行监测和记录。⑨中药饮片柜斗谱的书写应当正名正字；装斗前应当复核，防止错斗、串斗；应定期清斗，防止饮片生虫、发霉、变质；不同批号的饮片装斗前应当清斗并记录。⑩经营非药品应当设置专区，与药品区域明显隔离，并有醒目标志。

企业应定期对陈列、存放的药品进行质量检查，重点检查拆零药品和易变质、近效期、摆放时间较长的药品以及中药饮片；企业应当对药品的有效期进行跟踪管理，防止近效期药品售出后可能发生的过期使用。

（4）销售管理

1）营业场所与人员：企业应当在营业场所的显著位置悬挂"药品经营许可证"、营业执照、执业药师注册证等。工作人员应挂牌上岗，在岗的执业药师应当挂牌明示。

2）销售药品：应按要求销售药品。开具销售凭证并做好销售记录。应按规定对药品进行拆零销售。销售特殊管理的药品和国家有专门管理要求的药品，应当严格执行国家有关规定。对实施电子监管的药品，在售出时，应当进行扫码和数据上传。

（5）售后管理：除药品质量原因外，药品一经售出，不得退换。企业应当在营业场所公布药品监督管理部门的监督电话，设置"个人消费意见簿"，及时处理个人消费者对药品质量的投诉。企业发现已售出药品有严重质量问题，应当及时采取措施追回药品并做好记录，同时向食品药品监督管理部门报告。企业应当协助药品生产企业履行召回义务，控制和收回存在安全隐患的药品，并建立药品召回记录。企业应当按照国家有关药品不良反应报告制度的规定，收集、报告药品不良反应信息。

> **❓ 课堂问答**
>
> 在零售药店实习的小刘接待了一位女士，自述感冒，喉咙疼痛，咳嗽有痰，要求购买康泰克（复方盐酸伪麻黄碱缓释胶囊）、头孢克洛和复方甘草片，请问小刘能否将上述药品销售给这位女士，为什么？

（九）附则

主要是阐述了《药品经营质量管理规范》中使用的用语含义、药品GSP的解释权以及实施时间。

首营企业：采购药品时，与本企业首次发生供需关系的药品生产或者经营企业。

首营品种：本企业首次采购的药品。

拆零销售：将最小包装拆分销售的方式。

国家有专门管理要求的药品：国家对蛋白同化制剂、肽类激素、含特殊药品复方制剂等品种实施特殊监管措施的药品。

（十）《药品经营质量管理规范》附录概述

根据监管要求，国家药品监督管理部门针对药品经营企业信息化管理、药品储运温湿度自动监测、药品验收管理、药品冷链物流管理、零售连锁管理等具体要求，发布了《冷藏、冷冻药品的储存与运输管理》《药品经营企业计算机系统》《温湿度自动监测》《药品收货与验收》《验证管理》五个药品GSP附录，作为正文的附加条款配套使用。《药品经营质量管理规范》附录与正文条款具有同等效力。

第三节　药品流通监督管理

一、药品流通监督管理概述

为加强药品监督管理，规范药品流通秩序，保证药品质量，原国家食品药品监督管理局制定了《药品流通监督管理办法》，自2007年5月1日起施行。2012年，商务部又发布了《药品批发企业物流服务能力评估指标》《零售药店经营服务规范》《药品流通企业诚信经营准则》《药品流通行业职业经理人标准》《药品流通企业通用岗位设置规范》等五个药品流通行业标准，进一步加强企业内部管理、提升药品安全保障能力和服务水平。

《药品流通监督管理办法》是根据《药品管理法》《药品管理法实施条例》和有关法律、法规的规定而制定的，共5章，包括总则，药品生产、经营企业购销药品的监督管理，医疗机构购进、储存药品的监督管理，法律责任、附则，共47条。在中华人民共和国境内从事药品购销及监督管理的单位或者个人，应当遵守该办法。

二、《药品流通监督管理办法》相关规定

（一）药品生产、经营企业购销药品的监督管理

1. 药品生产、经营企业对其药品购销行为负责，对其销售人员或设立的办事机构以本企业名义从事的药品购销行为承担法律责任；应当对其购销人员进行药品相关的法律、法规和专业知识培训，建立培训档案；应当加强对药品销售人员的管理，并对其销售行为作出具体规定。

2. 药品生产企业、药品批发企业销售药品时，应提供相关材料，如供货销售凭证、企业"药品生产许可证"或"药品经营许可证"、营业执照的复印件、所销售药品的批准证明文件复印件和药品的"进口药品注册证"和"进口药品检验报告书"复印件、派出销售人员的授权复印件等，所有复印件都应加盖企业原印章。药品生产、经营企业按规定留存的资料和销售凭证，应当保存至超过药品有效期1年，但不得少于3年。

3. 药品生产、经营企业违反下列规定的，应当立即查封、扣押所涉药品，并依法进行处理。

（1）药品经营企业不得在经药品监督管理部门核准的地址以外的场所储存或者现

货销售药品，知道或者应当知道他人从事无证生产、经营药品行为的，不得为其提供药品；不得为他人以本企业的名义经营药品提供场所，或者资质证明文件，或者票据等便利条件；不得以展示会、博览会等方式现货销售药品；不得以搭售、买药品赠药品、买商品赠药品等方式向公众赠送处方药或者甲类非处方药；不得采用邮售、互联网交易等方式直接向公众销售处方药；不得购进和销售医疗机构配制的制剂；未经药品监督管理部门审核同意，不得改变经营方式。

（2）药品生产企业只能销售本企业生产的药品，不得销售本企业受委托生产的或者他人生产的药品。

（3）药品零售企业应当按规定凭处方销售处方药；经营处方药和甲类非处方药的药品零售企业，执业药师或者其他依法经资格认定的药学技术人员不在岗时，应当挂牌告知，并停止销售处方药和甲类非处方药。

（4）禁止非法收购药品。

（二）医疗机构购进、储存药品的监督管理

1. 医疗机构购进药品，必须建立并执行进货检查验收制度，并建有真实完整的药品购进记录。

2. 医疗机构应当将药品与非药品分开存放；中药材、中药饮片、化学药品、中成药应分别储存、分类存放。

3. 医疗机构和计划生育技术服务机构不得未经诊疗直接向患者提供药品。

4. 医疗机构不得采用邮售、互联网交易等方式直接向公众销售处方药。

🔍 **案例分析** --

案例：

2021年3月，北京市丰台区市场监督管理局接到北京市公安局丰台分局移送的于某某、张某某涉嫌非法经营收购药品的线索。经查，当事人在未取得"药品经营许可证"的情况下，采取现金交易的方式在丰台区收购药品，并存放于于某某房屋内，准备对外销售。收购的药品包括阿卡波糖片、云南白药膏、立普妥阿托伐他汀钙片等37个品种，641盒药品，至案发之日，上述药品尚未售出。

分析：

当事人行为违反了《药品管理法》第五十一条、《药品流通监督管理办法》第二十二条的规定，北京市丰台区市场监督管理局依法对于某某、张某某非法经营收购药品的违法行为作出没收违法收购的药品641盒，罚款150万元的行政处罚。

第四节　互联网药品信息和交易服务管理

一、互联网药品信息服务的管理

（一）互联网药品信息服务的定义

为加强药品监督管理，规范互联网药品信息服务活动，保证互联网药品信息的真实、准确，根据《中华人民共和国药品管理法》与《互联网信息服务管理办法》，国家食品药品监督管理局于2004年制定颁布了《互联网药品信息服务管理办法》等法律法规。

互联网药品信息服务，是指通过互联网向上网用户提供药品（含医疗器械）信息的服务活动。

（二）互联网药品信息服务的分类

互联网药品信息服务分为经营性和非经营性两类。经营性互联网药品信息服务是指通过互联网向上网用户有偿提供药品信息等服务的活动。非经营性互联网药品信息服务是指通过互联网向上网用户无偿提供公开的、共享性药品信息等服务的活动。

（三）"互联网药品信息服务资格证书"的管理

提供互联网药品信息服务活动的网站必须获得"互联网药品信息服务资格证书"，证书格式由国家药品监督管理局统一制定，此证书有效期为5年。有效期届满，需要继续提供互联网药品信息服务的，持证单位应当在有效期届满前6个月内，向原发证机关申请换发"互联网药品信息服务资格证书"。

（四）互联网药品信息服务的监督管理

提供互联网药品信息服务的网站，应当在其网站主页显著位置标注"互联网药品信息服务资格证书"的证书编号。

提供互联网药品信息服务网站所登载的药品信息必须科学、准确，必须符合国家的法律、法规和国家有关药品、医疗器械管理的相关规定。

提供互联网药品信息服务的网站不得发布麻醉药品、精神药品、医疗用毒性药品、放射性药品、戒毒药品和医疗机构制剂的产品信息。

二、互联网药品交易服务的管理

（一）互联网药品交易服务的定义及类型

1. 定义　互联网药品交易服务是指通过网络（含移动互联网等网络）从事药品经

营相关活动的行为。

2. 互联网药品交易服务的类型

（1）企业对企业模式（business to business，B2B）：药品上市许可持有人、药品批发企业通过自身网站采购药品或将药品销售给其他药品上市许可持有人、药品生产企业、药品经营企业和药品使用单位，以及药品零售企业、医疗机构通过网络向药品上市许可持有人、药品批发企业采购药品的网络药品交易服务模式。

（2）企业对个人消费者模式（business to customer，B2C）：药品零售企业通过自身网站，向个人消费者销售药品及提供相关药学服务，并按照药品GSP要求配送至个人消费者的网络药品交易服务模式。

（3）第三方交易服务平台模式：互联网药品交易第三方平台提供者通过网络系统，为药品生产企业、药品经营企业和医疗机构之间的互联网药品交易提供的服务。

（二）互联网药品交易服务的监督管理

根据《药品管理法》规定，药品上市许可持有人、药品经营企业通过网络销售药品，应当遵守《药品管理法》中药品经营的有关规定；疫苗、血液制品、麻醉药品、精神药品、医疗用毒性药品、放射性药品、药品类易制毒化学品等国家实行特殊管理的药品不得在网上销售；药品网络交易第三方平台提供者应当按照国家药品监督管理局的规定，向所在省、自治区、直辖市人民政府药品监督管理部门备案。

第五节 法律责任

一、未取得"药品经营许可证"销售药品的法律责任

未取得"药品经营许可证"销售药品的，责令关闭，没收违法销售的药品和违法所得，并处违法销售的药品（包括已售出和未售出的药品）货值金额十五倍以上三十倍以下的罚款；货值金额不足十万元的，按十万元计算。

二、销售假药、劣药的法律责任

销售假药、劣药的法律责任以及销售假劣药关键人物的法律责任见第九章第三

节。药品经营企业未遵守《药品经营质量管理规范》的，责令限期改正，给予警告；逾期不改正的，处十万元以上五十万元以下的罚款；情节严重的，处五十万元以上二百万元以下的罚款，责令停产停业整顿直至吊销"药品经营许可证"，对法定代表人、主要负责人、直接负责的主管人员和其他责任人员，没收违法行为发生期间自本单位所获收入，并处所获收入百分之十以上百分之五十以下的罚款，十年直至终身禁止从事药品经营等活动。

三、其他法律责任

（一）民事责任

具体内容详见第九章第三节。

（二）刑事责任

对未取得"药品经营许可证"经营药品或者经营假药、劣药，构成犯罪的，依法追究刑事责任。

● ···· **学习小结** ··

1. 药品经营企业是从事药品经营活动的独立经济实体，包括药品批发企业和药品零售企业。

2. 开办药品经营企业要具备"药品经营许可证"。

3. 药品经营质量管理规范（GSP）是药品经营管理和质量控制的基本准则，是控制医药商品流通环节所有可能发生质量事故的因素从而防止质量事故发生的一整套管理程序，共4章，包括总则、药品批发的质量管理、药品零售的质量管理、附则，共计184条。

4. 《药品流通监督管理办法》主要包括药品生产、经营企业购销药品的监督管理和医疗机构购进、储存药品的监督管理。

5. 提供互联网药品信息服务活动的网站必须获得"互联网药品信息服务资格证书"。

6. 药品经营企业违反药事法规应承担相应的法律责任。

实训三　药品经营企业 GSP 的考察

【实训目的】

1. 掌握《药品经营质量管理规范》的主要内容。

2. 熟悉《药品经营质量管理规范》对药品批发企业、药品零售企业的具体要求，提高药品经营的质量意识。

3. 培养学生自主学习能力和团队合作精神。

【实训内容】

1. 查阅《药品经营质量管理规范》及其附录等相关材料，熟悉实训内容。

2. 初步了解选定的药品批发企业和药品零售企业药品经营管理概况。

3. 参观药品批发企业和药品零售企业。

【实训步骤】

1. 将学生分为若干组，每4~6人为一个小组，每组选出1名组长。

2. 参观考察药品批发企业，观察药品仓库分类，观察不同区域的色标，存储药品所用的设施设备，观察药品上架、堆垛的作业，观察药品货垛间距以及与地面、墙、房梁、散热器等的间距，观察温湿度自动调控设备的终端测点位置，各种养护设备的使用，计算机管理系统的使用，冷藏冷冻药品库房及设施，中药材和中药饮片库房及设施。

3. 参观考察药品零售企业，观察药品验收入库的过程，并认识验收时涉及的凭证、发票等材料，查看首营企业和首营品种资料，观察药品陈列过程，加深对药品陈列具体程序的理解，观察药品销售过程并查看药品销售票据，了解计算机管理系统。

4. 完成药品批发企业、药品零售企业考察报告表10-3，并制作成PPT进行课堂汇报。

表 10-3 《药品经营质量管理规范》考察报告

班级：_____ 专业：_____ 姓名：_____ 学号：_____

报告题目：

单位名称：

考察时间：

考察目的：

单位情况介绍：

批发企业考察内容：

零售企业考察内容：

总结及体会：

5. 各组推选1~2名同学进行汇报交流，并对其他组同学的提问进行答辩。

【实训评价】

1. 组长对本组成员参与讨论情况进行评价。

2. 教师根据报告填写情况，再结合组长对成员的评价对每个学生进行成绩评定。

（王　蕾）

第十一章
医疗机构药事管理

学习目标

知识目标

- 掌握　医疗机构药事管理概念、调剂与处方管理与药品的储存管理。
- 熟悉　医疗机构药学部门组织结构及其基本任务、制剂管理和静脉用药集中调配管理。
- 了解　药品采购管理和药品分级管理制度。

技能目标

- 能按照正确的调配处方的流程进行处方调配。

德育目标

- 培养社会主义人道主义精神，树立全心全意为患者服务的意识。

⮕ 情境导入

情境描述：

　　9月龄的婴儿因感冒到医院就诊，医师开出头孢克洛颗粒，药房误拿成头孢他美酯干悬混剂，并为其注明一次口服半包，一天三次。该药说明书上注明该药一包为1g。12岁以上一次半包，一天两次，12岁以下10mg/kg，该婴儿体重为9kg。共遵医嘱服用了四次，婴儿出现少尿、低热、全身红疹、眼睑充血等情况，家属看到说明书，认为药物剂量有问题，遂到医院咨询，发现是院方发错了药，并标大了剂量，院方承认了错误，并对其进行了相关检查和处理。作为在药房工作的当事药师，应在这次事故中吸取什么教训？

学前导语：

　　医疗机构的药学服务是以患者为中心，促进药物的合理应用，在药品的调剂过程中要做到"四查十对"。同学们一定要以严谨的态度对待医疗机构药学部门中的各种工作，保证患者的用药安全、有效、合理。

第一节　医疗机构药事管理组织

一、医疗机构药事管理概述

医疗机构（Medical institution）是以救死扶伤、防病治病、保护人们健康为宗旨，从事疾病诊断、治疗活动的社会组织。药学部门作为医疗机构的一部分，具有重要地位。20世纪50—60年代，医院药房实行"以药品为中心"的制度，以保障临床药品供应为主的服务模式。随着现代医药卫生事业的发展，医疗机构药事管理的重心也转向"以患者为中心，以临床药学为基础"的系统化药事管理。

（一）医疗机构药事

医疗机构药事泛指在以医院为代表的医疗机构中，一切与药品和药学服务有关的事务。包括医疗机构中药品的监督管理、采购供应、储存保管、调剂制剂、质量管理、临床应用、经济核算以及临床药学、药学情报服务和科研开发等。

（二）医疗机构药事管理

医疗机构药事管理是指医疗机构"以患者为中心，以临床药学为基础"，对临床用药全过程进行有效的组织实施与管理，促进临床科学、合理用药的药学技术服务和相关的药品管理工作。医疗机构药事管理包含了对药品和其他物资的管理、对人的管理以及对药品的经济管理，具有专业性、实践性和服务性的特点。

二、医疗机构药事组织和药学部门

医疗机构药事管理工作是医疗工作的重要组成部分。医疗机构根据《医疗机构药事管理规定》及临床工作实际需要，设立药事管理与药物治疗学委员会（组）和药学部门。药事管理与药物治疗学委员会（组）应当建立健全的相应工作制度，日常工作由药学部门负责。

（一）药事管理与药物治疗学委员会（组）

二级以上医院应当设立药事管理与药物治疗学委员会，由具有高级技术职务任职资格的药学、临床医学、护理和医院感染管理、医疗行政管理等人员组成。其他医疗机构应当成立药事管理与药物治疗学组，由药学、医务、护理、医院感染、临床科室等部门负责人和具有药师、医师以上专业技术职务任职资格人员组成。该组织主要负责监督、指导本医疗机构科学管理药品，促进临床合理用药，制定本机构药品处方集和基本用药供应目录。

（二）医疗机构药学部门

医疗机构应当根据本机构功能、任务、规模设置相应的药学部门，配备和提供与药学部门工作任务相适应的专业技术人员、设备和设施。

1. 组织机构　三级医院设置药学部，并可根据实际情况设置二级科室；二级医院设置药剂科；其他医疗机构设置药房。

医疗机构药学部门根据规模可设置以下部门：调剂部门、制剂部门、药库、药品质量检验部门、临床药学室、静脉用药调配中心等。图11-1为我国综合性医院药学部门可设置的组织机构示意图。

2. 人员配备

（1）二级、三级综合医院药学专业技术人员数量不得少于医院卫生专业技术人员总数的8%。设置静脉用药调配中心、对静脉用药实行集中调配的药剂科，所需的人员以及药剂科的药品会计、运送药品的工人，应当按照实际需要另行配备。

（2）药剂科药学人员中具有高等医药院校临床药学专业或者药学专业全日制本科毕业以上学历的，二级综合医院应当不低于药学专业技术人员总数的20%，三级综合医院应当不低于药学专业技术人员的30%。

（3）药学专业技术人员中具有副高级以上药学专业技术职务任职资格的，二级综合医院应当不低于6%，三级综合医院应当不低于13%，教学医院应当不低于15%。

3. 基本任务

（1）根据本医院医疗和科研需要，按照《基本用药目录》采购药品，按时供应。

（2）及时准确地调配处方，按照临床需要制备制剂及加工炮制中药材。

（3）加强药品质量管理，建立健全药品质量监督和检验制度，以保障临床用药安全有效。

（4）做好用药咨询，结合临床做好合理用药、新药试验和药品疗效评价工作，收集药品不良反应，及时向卫生行政部门汇报并提出需要改进和淘汰品种意见。

（5）根据临床需要积极研究中、西药品的新剂型、运用新技术创新医院制剂。

（6）承担医药院校学生实习、药学人员进修。

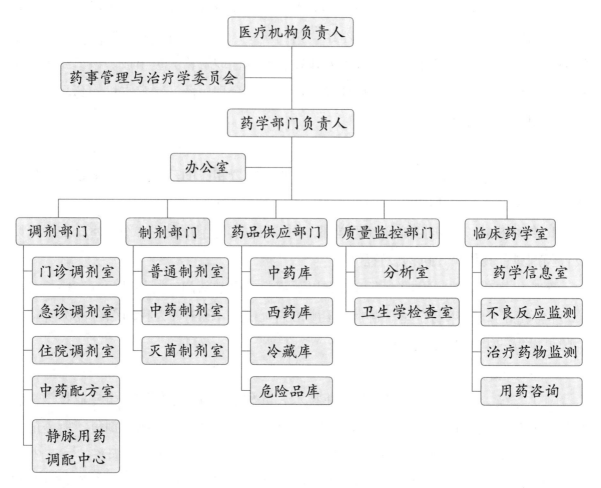

图11-1　综合性医院药学部门组织结构图

第二节　医疗机构处方管理和调剂业务

药学专业技术人员应当严格按照《药品管理法》《处方管理办法》《药品调剂质量管理规范》等法律、法规、规章制度和技术操作规程，认真审核处方或者用药医嘱，经适宜性审核后调剂配发药品。发出药品时应当告知患者用法用量和注意事项，指导患者合理用药。

一、处方管理

为规范处方管理，提高处方质量，促进合理用药，保障医疗安全，卫生部于2007年2月14日发布了《处方管理办法》，并于2007年5月1日起施行。

（一）处方概念和内容

1. 处方的概念　处方是指由注册的执业医师和执业助理医师在诊疗活动中为患者开具的，由取得药学专业技术职务任职资格的药学专业技术人员审核、调配、核对，并作为患者用药凭证的医疗文书。处方包括了医疗机构病区用药医嘱单，具有法律上、技术上和经济上的意义。

2. 处方的内容　处方由前记、正文和后记三部分组成。

（1）前记：包括医疗机构名称、费别、患者姓名、性别、年龄、门诊或住院病历号、科别或病区和床位号、临床诊断、开具日期等。麻醉药品和第一类精神药品处方还应当包括患者身份证明编号，代办人姓名、身份证明编号。

（2）正文：以Rp或R[拉丁文Recipe（请取）的缩写]标示，分列药品名称、剂型、规格、数量、用法、用量。

（3）后记：医师签名或者加盖专用签章，审核、调配、核对发药的药师签名或者加盖专用签章，以及药品金额。

（二）处方管理规定

处方格式由省、自治区、直辖市卫生行政部门统一制定，由医疗机构按照规定的标准和格式印制。

1. 处方颜色规定　普通处方的印刷用纸为白色；急诊处方印刷用纸为淡黄色，右上角标注"急诊"；儿科处方印刷用纸为淡绿色，右上角标注"儿科"；麻醉药品和第一类精神药品处方印刷用纸为淡红色，右上角标注"麻、精一"；第二类精神药品处方印刷用纸为白色，右上角标注"精二"。

2. 处方权限的规定

（1）经注册的执业医师在执业地点取得相应的处方权。经注册的执业助理医师在医疗机构开具的处方，应当经所在执业地点执业医师签名或加盖专用签章后方有效。

（2）经注册的执业助理医师在乡、民族乡、镇、村的医疗机构独立从事的执业活动，可以在注册的执业地点取得相应的处方权。

（3）医师应当在注册的医疗机构签名留样或者专用签章备案后，方可开具处方。

（4）医疗机构应当按照有关规定，对本机构执业医师和药师进行麻醉药品和精神药品使用知识和规范化管理的培训。执业医师经考核合格后取得麻醉药品和第一类精神药品的处方权。医师取得麻醉药品和第一类精神药品处方权后，方可在本机构开具麻醉药品和第一类精神药品处方，但不得为自己开具该类药品处方。药师经考核合格后取得麻醉药品和第一类精神药品调剂资格，方可在本机构调剂麻醉药品和第一类精神药品。

（5）试用期人员开具处方，应当经所在医疗机构有处方权的执业医师审核，并签名或加盖专用签章后方有效。

（6）进修医师由接收进修的医疗机构对其胜任本专业工作的实际情况进行认定后授予相应的处方权。

3. 处方的书写规定

（1）患者一般情况、临床诊断填写清晰、完整，并与病历记载相一致。

（2）每张处方限于一名患者的用药。

（3）字迹清楚，不得涂改，如需修改，应当在修改处签名并注明修改日期。

（4）药品名称应当使用规范的中文名称书写，医疗机构或者医师、药师不得自行编制药品缩写名称或者使用代号；书写药品名称、剂量、规格、用法、用量要准确规范，药品用法可用规范的中文、英文、拉丁文或者缩写体书写，但不得使用"遵医嘱""自用"等含糊不清字句。

（5）患者年龄应当填写实足年龄，新生儿、婴幼儿写日、月龄，必要时要注明体重。

（6）西药和中成药可以分别开具处方，也可以开具一张处方，中药饮片应当单独开具处方。

（7）开具西药、中成药处方，每一种药品应当另起一行，每张处方不得超过5种药品。

（8）中药饮片处方的书写，一般应当按照"君、臣、佐、使"的顺序排列；调剂、煎煮的特殊要求注明在药品右上方，并加括号，如布包、先煎、后下等；对饮片的产地、炮制有特殊要求的，应当在药品名称之前写明。

（9）药品用法用量应当按照药品说明书规定的常规用法用量使用，特殊情况需要超剂量使用时，应当注明原因并再次签名。

（10）除特殊情况外，应当注明临床诊断。

（11）开具处方后的空白处划一条斜线以示处方完毕。

（12）处方医师的签名式样和专用签章应当与院内药学部门留样备查的式样相一致，不得任意改动，否则应当重新登记留样备案。

（13）药品剂量与数量用阿拉伯数字书写。剂量应当使用法定剂量单位：重量以克（g）、毫克（mg）、微克（μg）、纳克（ng）为单位；容量以升（L）、毫升（ml）

为单位；国际单位（IU）、单位（U）；中药饮片以克（g）为单位。片剂、丸剂、胶囊剂、颗粒剂分别以片、丸、粒、袋为单位；溶液剂以支、瓶为单位；软膏及乳膏剂以支、盒为单位；注射剂以支、瓶为单位，应当注明含量；中药饮片以剂为单位。

4. 处方的有效期　处方开具当日有效。特殊情况下需延长有效期的，由开具处方的医师注明有效期限，但有效期最长不得超过3日。

5. 处方的限量规定

（1）处方一般不得超过7日用量；急诊处方一般不得超过3日用量；对于某些慢性疾病、老年病或特殊情况，处方用量可适当延长，但医师应注明理由；医疗用毒性药品、放射性药品的处方用量应当严格按照国家有关规定执行。

（2）麻醉药品和精神药品的处方限量：哌醋甲酯用于治疗儿童多动症时，每张处方不得超过15日常用量。麻醉药品和精神药品的处方限量见表11-1。

表 11-1　麻醉药品和精神药品单张处方限量

类别	剂型	门诊普通患者	门诊癌症和中、重度慢性疼痛患者	住院患者
麻醉药品和第一类精神药品	注射剂	一次常用量	≤3日常用量	逐日开具，1日常用量
	控、缓释剂	≤7日常用量	≤15日常用量	
	其他剂型	≤3日常用量	≤7日常用量	
第二类精神药品	≤7日常用量			

6. 处方保管规定

（1）每日处方应按普通药及控制药品分类装订成册，妥善保存，便于查阅。

（2）处方由调剂处方药品的医疗机构妥善保存。普通处方、急诊处方、儿科处方保存期限为1年，医疗用毒性药品、第二类精神药品处方保存期限为2年，麻醉药品和第一类精神药品处方保存期限为3年。

（3）处方保存期满后，经医疗机构主要负责人批准、登记备案，方可销毁。

（三）处方点评

为了提高处方质量，促进合理用药，保障医疗安全，2010年卫生部根据有关法律、法规、规章制定并印发了《医院处方点评管理规范（试行）》。

1. 处方点评的概念　处方点评是根据相关法规、技术规范，对处方书写的规范性及药物临床使用的适宜性（用药适应证、药物选择、给药途径、用法用量、药物相互作用、配伍禁忌等）进行评价，发现存在或潜在的问题，制订并实施干预和改进措施，促进临床药物合理应用的过程。医院处方点评工作是在医院药物与治疗学委员会（组）和医疗质量管理委员会的领导下，由医院医疗管理部门和药学部门共同组织实施的。

2. 处方点评的实施　医院药学部门应当会同医疗管理部门，根据医院诊疗科目、科室设置、技术水平、诊疗量等实际情况，确定具体抽样方法和抽样率，其中门（急）诊处方的抽样率不应少于总处方量的1‰，且每月点评处方绝对数不应少于100张；病房（区）医嘱单的抽样率（按出院病历数计）不应少于1%，且每月点评出院病历绝对数不应少于30份。

3. 处方点评的结果　处方点评结果分为合理处方和不合理处方，不合理处方包括不规范处方、用药不适宜处方及超常处方，并对各种不同结果进行了规定。处方点评结果将作为重要指标纳入医院评审评价和医师定期考核指标体系。医院应将处方点评结果纳入相关科室及其工作人员绩效考核和年度考核指标，建立健全相关的奖惩制度。

（1）不规范处方：处方的前记、正文、后记内容缺项，药师未对处方进行适宜性审核的，医师未按照抗菌药物临床应用管理规定开具抗菌药物处方的，或不符合上述书写规定的，为不规范处方。

（2）用药不适宜处方：适应证不适宜的，遴选的药品不适宜的，药品剂型或给药途径不适宜的，无正当理由不首选国家基本药物的，用法、用量不适宜的，联合用药不适宜的，重复给药的，有配伍禁忌或者不良相互作用的，有其他用药不适宜情况的。

（3）超常处方：无适应证用药的，无正当理由开具高价药的，无正当理由超说明书用药的，无正当理由为同一患者同时开具2种以上药理作用相同药物的。

🔗 知识链接 ....

医嘱单

医嘱单是医师拟订治疗计划的记录，是护士完成治疗计划的依据，由医师撰写，护士执行并进行检查核对。医嘱的内容包括医嘱的日期、时间、护理级别、饮食、隔离种类、体位、用药的剂量、方法、各种处置、检查、治疗、医师和护士的签名等。医嘱单又分为长期医嘱单和临时医嘱单。

二、调剂业务管理

调剂业务是医疗机构药学部门的常规业务之一，是药学部门直接为患者和临床服务的窗口，是药师与医师、护士联系、沟通的重要途径。调剂业务直接代表了药剂科的形象，也是医疗机构医疗服务质量的一个重要体现，因此调剂业务管理是医疗机构药事管理的重要内容。

（一）调剂的概念

调剂又称调配处方，即配方发药。取得药学专业技术职务任职资格的人员方可从事处方调剂工作，具有药师以上专业技术职务任职资格的人员负责处方审核、评估、核对、发药以及安全用药指导；药士从事处方调配工作。调剂是专业性、技术性、管理性、法律性、事务性、经济性综合一体的活动过程，也是药师、医师、护士、患者（或患者家属）、一般药剂人员、会计协同活动的过程，通过这一过程，药品从医疗机构转移到了用药者手中，这是药品使用的重要环节。

（二）调剂的流程

药师应当按照操作规程调剂处方，活动流程可用下图表示（图11-2）。

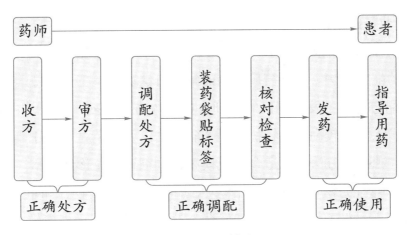

图11-2 调剂流程

1. 收方 各调剂室接收医师处方或用药医嘱的过程。

2. 审核处方 药师应当认真审核处方，逐项检查处方前记、正文和后记书写是否清晰、完整，并确认处方的合法性并对处方用药适宜性进行审核，审核内容包括以下几个方面。

（1）规定必须做皮试的药品，处方医师是否注明过敏试验及结果的判定。

（2）处方用药与临床诊断的相符性。

（3）剂量、用法的正确性。

（4）选用剂型与给药途径的合理性。

（5）是否有重复给药现象。

（6）是否有潜在临床意义的药物相互作用和配伍禁忌。

（7）其他用药不适宜情况。

药师经处方审核后，认为存在用药不适宜时，应当告知处方医师，请其确认或者重新开具处方。发现严重不合理用药或者用药错误，应当拒绝调剂，及时告知处方医师，并应当记录，按照有关规定报告。

3. 调剂处方　药师按审核后的处方进行药品的调剂，取出药品。调剂处方时必须做到"四查十对"，即查处方，对科别、姓名、年龄；查药品，对药名、剂型、规格、数量；查配伍禁忌，对药品性状、用法用量；查用药合理性，对临床诊断。

4. 复核处方　药师需仔细核对调配的药品与处方或用药医嘱是否一致，防止出现差错。

5. 发药与用药指导　药师向患者交付药品时，要呼喊患者姓名，确认无误后方可发出，并按照药品说明书或者处方用法，进行用药交待与指导，包括每种药品的用法、用量、注意事项等。

（三）调剂业务的组织部门

1. 门（急）诊调剂组织　门（急）诊调剂工作应当根据医院门诊量和调配处方量，选择适宜的配方方法。实行窗口发药的配方方法有以下3种形式。

（1）独立配方法：各发药窗口的调剂人员从收方到发药、指导均由1人完成，对调剂人员的技术水平有较高要求，优点是节省人力、责任清楚。由于是1人独立配方，容易发生差错。独立配方法发药适合于规模小的调剂室和急诊调剂室。

（2）流水作业配方法：收方发药由多人协同完成，1人收方和审查处方，1~2人调配处方、取药，另设1人专门核对和发药。这种方法适用于规模较大的医疗机构门诊调剂室以及候药患者比较多的情况。流水作业必须规范配方制度，以确保配方的准确性和高效率。

（3）结合法：独立配方与流水作业配方相结合的方法，每个发药窗口配备2名调剂人员，1人负责收方、审查处方和核对发药，另外1人负责配方。这种配方方法吸收了上述两种方法的长处，配方效率高、差错少，符合调剂工作规范化的要求，比较适用于各类医疗机构门（急）诊调剂室。

2. 住院部调剂组织　住院部与门（急）诊调剂有所不同，既要准确无误，而且还要考虑是否有利于提高患者的依从性。目前我国医疗机构住院部调剂业务大多采用凭处方发药、病区小药柜制或摆药制。

（1）凭处方发药：病区护士凭医师给住院患者开出的处方到住院调剂室取药，调剂室依据处方逐件配发。此方法的优点是药师可以直接了解患者的用药情况，便于及时纠正临床用药不当的现象，促进合理用药。缺点是增加了药剂人员和医护人员的工作量。这种发药方式现在多用于麻醉药品、精神药品、医疗用毒性药品等少数临床用药。

（2）病区小药柜制：病区护士凭药品请领单向住院调剂室领取规定数量的常用药品，存放在病区专设的小药柜内。每日医师查房后，治疗护士按医嘱取药发给患者服用。这种发药制度的优点是便于患者及时用药，可减轻护士、药师的工作量，便于住院调剂室有计划地安排发药时间，减少忙乱现象。缺点是药师不易了解患者的用药情况，不能及时纠正不合理用药。此外，由于病区和科室分别都保存相当数量的药品，容易造成药品积压、过期失效，甚至遗失和浪费。

（3）摆药制：根据病区治疗单或医嘱由药剂人员或护士在调剂室（或病区药房）将药品摆入患者的用药杯（盒）内，经病区治疗护士核对后发给患者服用。摆药制的优点是便于药品管理，避免药品变质、失效和损失，能保证药品质量和合理用药。目前随着信息化的发展，全自动单剂量摆药机有逐步取代人工摆药的趋势。

? 课堂问答

某患者感冒发热，医师为其开具了复方氨酚烷胺胶囊和对乙酰氨基酚，该处方合理吗？如果你是该药师，你会怎么做？

三、静脉用药集中调配管理

（一）静脉用药集中调配的概念

静脉用药集中调配是指医疗机构药学部门根据医师处方或用药医嘱，经药师进行适宜性审核，由药学专业技术人员按照无菌操作要求，在洁净环境下对静脉用药物进行加药混合调配，使其成为可供临床直接静脉输注使用的成品输液操作过程。适用于肠外营养液、危害药品和其他静脉用药调剂的全过程。静脉用药集中调配是药品调剂的部分。卫生部于2010年4月印发了《静脉用药集中调配质量管理规范》和《静脉用药集中调配操作规程》，加强和规范了医疗机构临床静脉用药调配中心（室）的建设和管理，保障了医疗质量和医疗安全。

（二）静脉用药集中调配的流程

临床医师开具静脉输液治疗处方或用药医嘱→用药医嘱信息传递→药师审核→打印标签→贴签摆药→核对→混合调配→输液成品核对→输液成品包装→分病区放置于密闭容器中、加锁或封条→由工人送至病区→病区药疗护士开锁（或开封）核对签收→给患者用药前护士应当再次与病历用药医嘱核对→给患者静脉输注用药。

这一过程改变了传统的发药方式，将药房更紧密地与临床治疗结合在一起，对药房工作模式提出了挑战，对医师、护士、药师的工作方式提出了新的要求。

（三）静脉用药集中调配的基本条件

1. 人员基本要求　从事静脉用药集中调配工作的药学专业技术人员，应当接受岗位专业知识培训并经考核合格，定期接受药学专业继续教育。与静脉用药调配工作相关的人员，每年至少进行1次健康检查，建立健康档案。对患有传染病或者其他可能污染药品的疾病，或患有精神病等其他不宜从事药品调剂工作的人员，应当调离工作岗位。

（1）静脉用药调配中心（室）负责人：应当具有药学专业本科以上学历，本专业中级以上专业技术职务任职资格，有较丰富的实际工作经验，责任心强，有一定管理能力。

（2）负责静脉用药医嘱或处方适宜性审核的人员：应当具有药学专业本科以上学历、5年以上临床用药或调剂工作经验、药师以上专业技术职务任职资格。

（3）负责摆药、加药混合调配、成品输液核对的人员：应当具有药士以上专业技术职务任职资格。

药师在静脉用药调配工作中，应遵循安全、有效、经济的原则，参与临床静脉用药治疗，宣传合理用药，为医护人员和患者提供相关药物信息与咨询服务。如在临床使用时有特殊注意事项，药师应当向护士作书面说明。

2. 房屋、设施和布局基本要求　静脉用药调配中心（室）洁净区应当设有温度、湿度、气压等监测设备和通风换气设施，保持静脉用药调配室温度在18~26℃，相对湿度40%~65%，保持一定量新风的送入，并维持正压差；抗生素类、危害药品静脉用药调配的洁净区和二次更衣室之间应当呈5~10Pa负压差。其余各项均应符合《静脉用药集中调配质量管理规范》的要求。

第三节　医疗机构制剂管理

一、医疗机构制剂的概念和许可制

为了加强医疗机构制剂的管理，国家食品药品监督管理局于2001年3月13日起实行《医疗机构制剂配制质量管理规范》，2005年又先后颁布了《医疗机构制剂配制监督管理办法（试行）》和《医疗机构制剂注册管理办法（试行）》，使医疗机构制剂与上市药品之间的质量差别减小，促进了医疗机构制剂配制向规范化方向发展。

（一）医疗机构制剂的概念

医疗机构制剂是指医疗机构根据本单位临床需要经过批准而配制、自用的固定处方制剂。

（二）医疗机构制剂许可制

为了保证患者所用医疗机构制剂的安全性和有效性，我国对医疗机构制剂实行许可证制度，必须经所在省、自治区、直辖市卫生行政主管部门审核同意，由省级药品监督管理局批准获得"医疗机构制剂许可证"后，方可进行制剂的配制。"医疗机构制剂许可证"的有效期为5年，有效期届满需要继续配制制剂的，医疗机构应当在有效期届满前6个月向原发证机关申请换发。

二、医疗机构制剂注册管理

于2005年8月1日起施行的《医疗机构制剂注册管理办法》明确规定，申请医疗机构制剂应当进行相应的临床前研究，包括处方筛选、配制工艺、质量指标、药理、毒理学研究等。

（一）医疗机构制剂的临床研究

医疗机构制剂的临床研究，应当在获得"医疗机构制剂临床研究批件"后，取得受试者知情同意书以及伦理委员会的同意，按照《药物临床试验质量管理规范》的要求实施，在本医疗机构按照临床研究方案进行，受试例数不得少于60例。

（二）医疗机构制剂的批准文号

医疗机构配制的制剂必须上报省级药品监督管理部门批准，并取得批准文号后方可配制。

批准文号的格式为"X药制字H（Z）+四位年号+四位流水号"，X为省、自治区、直辖市简称，H表示化学药品，Z表示中药。医疗机构制剂批准文号的有效期为3年。有效期届满需要继续配制的，申请人应当在有效期届满前3个月按照原申请配制程序提出再注册申请，报送有关资料。

（三）不得作为医疗机构制剂申报的情形

（1）市场上已有供应的品种。

（2）含有未经国家药品监督管理局批准的活性成分的品种。

（3）除变态反应原外的生物制品。

（4）中药注射剂。

（5）中药、化学药组成的复方制剂。

（6）麻醉药品、精神药品、医疗用毒性药品、放射性药品。

（7）其他不符合国家有关规定的制剂。

知识链接 ··

《麻醉药品和精神药品管理条例》相关规定

对临床需要而市场无供应的麻醉药品和精神药品，持有"医疗机构制剂许可证"和"印鉴卡"的医疗机构需要配制制剂的，应当经所在省、自治区、直辖市人民政府药品监督管理部门批准。医疗机构配制的麻醉药品和精神药品制剂只能在本医疗机构使用，不得对外销售。

（四）医疗机构制剂的调剂使用

医疗机构制剂一般不得调剂使用。发生灾情、疫情、突发事件或者临床急需而市场没有供应时，需要调剂使用的，属省级辖区内医疗机构制剂调剂的，必须经所在地省、自治区、直辖市（食品）药品监督管理部门批准；属国家药品监督管理局规定的特殊制剂以及省、自治区、直辖市之间医疗机构制剂调剂的，必须经国家药品监督管理局批准，并不得超出规定的期限、数量和范围。

三、医疗机构制剂质量管理

为了加强对医疗机构制剂质量管理，国家食品药品监督管理局于2001年3月颁布了《医疗机构制剂配制质量管理规范》，本规范是医疗机构制剂配制和质量管理的基本准则，适用于制剂配制的全过程。

1. 机构与人员　医疗机构制剂配制应在药学部门设制剂室、药检室和质量管理组织，并配备具有相应素质及相应数量的专业技术人员。医疗机构负责人对《医疗机构制剂配制质量管理规范》的实施及制剂质量负责。制剂室和药检室的负责人应具有大专以上药学或相关专业学历，具有相应管理的实践经验，制剂室和药检室的负责人不得互相兼任。

2. 房屋与设施　为保证制剂质量，制剂室要远离各种污染源，应有防止污染、昆虫和其他动物进入的有效设施。周围的地面、路面、植被等不应对制剂配制过程造成污染。

各工作间应按制剂工序和空气洁净度级别要求合理布局。一般区和洁净区分开；配制、分装与贴签、包装分开；内服制剂与外用制剂分开；无菌制剂与其他制剂分开。

3. 设备　制剂配制和检验应有与所配制制剂品种相适应的设备、设施与仪器。设备的选型、安装应符合制剂配制要求，易于清洗、消毒或灭菌，便于操作、维修和保养，并能防止差错和减少污染。

4. 物料　制剂配制所用的物料应符合药用要求，各种物料要严格管理，合格物料、待验物料及不合格物料应分别存放，并有易于识别的明显标志。各种物料应按其性能与用途合理存放，按规定的使用期限储存。制剂的标签、使用说明书必须与药品监督管理部门批准的内容、式样、文字相一致，不得随意更改；应专柜存放，专人保管，不得流失。

5. 卫生　制剂室应有防止污染的卫生措施和卫生管理制度，并由专人负责，严格卫生管理。配制人员应有健康档案，并每年至少体检一次。传染病、皮肤病患者和体表有伤口者不得从事制剂的配制工作。

6. 配制管理　医疗机构配制制剂，应当按照经核准的工艺进行，配制规程和标准操作规程不得任意修改。每批制剂均应有一份能反映配制各个环节的完整记录。记录应保持整洁，不得撕毁和任意涂改。

7. 质量管理　医疗机构配制的制剂应当按照规定进行质量检验。质量管理组织负责制剂配制全过程的质量管理，药检室负责制剂配制全过程的检验，应定期组织自检。

8. 使用管理　医疗机构配制的制剂经检验合格的，凭医师处方在本单位使用，按照剂型特点、原料药的稳定性和制剂稳定性试验结果规定使用期限。制剂配发必须有完整的记录或凭据，出现质量问题的制剂应立即收回，并填写收回记录。医疗机构配制的制剂不得在市场上销售。

第四节　医疗机构药品管理

医疗机构应对本院所需药品的采购、储存、分配和使用进行严格管理，以保证医疗、科研所需的药品的供应及时、准确无误，保证所供应药品的质量，同时要符合医院经济财政管理的政策和制度。

一、医疗机构药品采购管理

（一）医疗机构药品采购管理的规定

1.《药品管理法》及《药品管理法实施条例》的规定

（1）医疗机构应当从药品上市许可持有人或者具有药品生产、经营资格的企业购进药品。

（2）医疗机构购进药品，应当建立并执行进货检查验收制度，验明药品合格证明和其他标识；不符合规定要求的，不得购进和使用。

（3）医疗机构购进药品，必须有真实、完整的药品购进记录。

（4）个人设置的门诊部、诊所等医疗机构不得配备常用药品和急救药品以外的其他药品。

2.《医疗机构药事管理规定》及《医疗机构药品监督管理办法（试行）》的规定

（1）医疗机构应当制定本机构药品采购工作流程；建立健全药品成本核算和账务管理制度。

（2）医疗机构临床使用的药品应当由药学部门统一采购供应。

（3）医疗机构必须建立和执行进货验收制度，购进药品应当逐批验收，并建立真实、完整的药品验收记录。验收记录必须保存至超过药品有效期1年，但不得少于3年。

3.《药品流通监督管理办法》的规定

（1）药品购进记录必须保存至超过药品有效期1年，但不得少于3年。

（2）药品购进记录必须注明药品的通用名称、生产厂商（中药材标明产地）、剂型、规格、批号、生产日期、有效期、批准文号、供货单位、数量、价格、购进日期。

（二）医疗机构药品的集中采购

《医疗机构药品集中采购工作规范》及《药品集中采购监督管理办法》明确规定，医疗机构药品集中采购工作，要以省（自治区、直辖市）为单位组织开展。县及县以上人民政府、国有企业（含国有控股企业）等所属的非营利性医疗机构，必须全部参加药品集中采购。鼓励其他医疗机构参加药品集中采购活动。

1. 集中采购目录　各省（自治区、直辖市）集中采购管理机构负责编制本行政区域内医疗机构药品集中采购目录。国家实行特殊管理的麻醉药品和第一类精神药品不纳入药品集中采购目录。第二类精神药品、医疗放射药品、医疗毒性药品、原料药、中药材和中药饮片等药品可不纳入药品集中采购目录。除上述药品外，医疗机构使用的其他药品必须全部纳入集中采购目录。

2. 集中采购方式　对纳入集中采购目录的药品，实行公开招标、邀请招标和直接采购等方式进行采购，可结合实际情况，确定药品集中采购方式。药品集中采购的周期原则上不少于1年。

3. 集中采购评价　坚持"质量优先、价格合理"的原则，科学开展药品评价；加大质量分权重，以循证原则综合评价药品的质量、价格、服务和信誉等，择优选择入围药品，不同类别药品之间价格可有合理的差别。

二、医疗机构药品储存管理

《药品管理法》规定医疗机构应当有与所使用药品相适应的场所、设备、仓储设施和卫生环境，制定和执行药品保管制度，采取必要的冷藏、防冻、防潮、防虫、防鼠等措施，保证药品质量。

（一）药品储存管理的主要措施

药品的存放应当符合药品说明书标明的条件，按照药品属性和类别分库、分区、分垛存放，并实行色标管理。药品与非药品分开存放；中药饮片、中成药、化学药品分别储存、分类存放；过期、变质、被污染等药品应当放置在不合格库（区）。

1. 分类储存　医疗机构药学部门应按药品的自然属性分类，按区、排、号进行科学储存，并做到以下几点。

（1）"六分开"：处方药与非处方药分开；医保药品目录的药品与其他药品分开；内用药与外用药分开；性能相互影响、容易串味的品种与其他药品分开；新药、贵重药品与其他药品分开；配制的制剂与外购药品分开。

（2）麻醉药品、第一类精神药品、医疗用毒性药品、放射性药品专库或专柜存放。

（3）危险性药品、易燃、易爆物专库存放。

（4）准备退货药品、过期、霉变等不合格药品单独存放。

2. 针对影响药品质量的因素采取措施　药品在储存过程中，能引起药品外观变化，使其发生变质的因素有很多，包括环境因素、人为因素及药物本身因素，针对这些因素，常采取以下措施。

（1）对易受光线影响变质的药品，存放室门窗可悬挂黑色布、纸遮光，或者存放在柜、箱内。

（2）易受湿度影响变质的药品，应控制药库湿度，一般保持在35%~75%。

（3）易受温度影响变质的药品，应分库控制药库温度，冷库2~10℃，阴凉库≤20℃，常温库10~30℃。

（4）采取防虫、防鼠措施。

3. 药品的码垛要求　搬运和堆码药品应当严格按照外包装标示要求规范操作，堆码高度符合包装图示要求，避免损坏药品。包装药品按批号堆码不同批号的药品，不得混垛，垛间距不小于5cm，与库房内墙顶温度调控设备及管道等设施间距不小于30cm，与地面间距不小于10cm。

4. 色标要求　药品应按其质量状态分区存放，实行色标管理，合格的药品设为绿色标记，质量待确定药品为黄色标记，过期及其他原因不合格的药品设红色标记以示区分。

（二）建立并执行药品保管制度

药学部门为保管好药品、制剂，应建立以下制度：药库人员岗位责任制；入库验收、出库验发制度；在库药品检查养护制度；有效期药品管理制度；病区药柜管理制度；不合格药品处理制度；记录；药品档案制度。

（三）有效期药品的管理

医疗机构应当建立药品效期管理制度。药品发放应当遵循"近效期先出"的原则。购进药品验收时应注意该药品入库要按批号堆放或上架，出库必须贯彻"先产先出、近期先出，按批号发货"的原则。若库存药品或病区小药柜药品过期，必须按制度单独存放、销毁，绝不能发给患者使用。

🔗 知识链接 ....

其他国家药品有效期的表示方法

欧洲国家大部分是按"日、月、年"排列。如"10/09/2020"或"10th Sept. 2020"即2020年9月10日。

美国产品大多是按"月、日、年"排列。如上例则表示为"09/10/2020"或"Sept.10th 2020"。

日本产品按"年、月、日"排列。如上例表示为"2020-09-10"。

（四）危险药品的管理

危险药品指受光、热、空气、水分、撞击等外界因素的影响可引起燃烧、爆炸或具有腐蚀性、刺激性和放射性的药用物质。

危险药品应单独存放在符合消防规定的危险品库房，远离病房和其他建筑物。危险品库房应指派专人负责，严格验收和领发制度。有专家根据危险药品的特性和长期的实践经验，总结归纳出10项管理措施：熟悉性质；分类保管；堆放稳固；包装严密；通风降温；严禁明火；防爆装置；安全操作；耐火建筑；消防措施。

三、医疗机构药品分级管理制度

医院对药品的管理实行"金额管理，重点统计，实耗实销"的管理办法。所谓"金额管理"是指用金额控制药品在医疗机构流通的全过程。药品入库、出库、消耗、销售、库存都要按购进价或零售价进行金额核算，库存的总金额应按周转金定额加以控制。"重点统计"是指药剂科对各种医疗用毒性药品、麻醉药品、精神药品、贵重药品的领退、销售、结存都必须按数量进行统计。"实耗实销"是指药剂科和临床各科室销售、消耗的药品，按进价金额列报支出。我国医疗机构在上述管理办法的基础上，根据药品的特点，普遍实行三级管理制度。

（一）一级管理

1. 范围 麻醉药品和医疗用毒性药品的原料药。如吗啡缓释片、吗啡注射液、硫酸阿托品粉等。

2. 管理办法 处方要求单独存放，每日清点，必须做到账物相符，如发现药品短少，要及时追查原因，并上报领导。

（二）二级管理

1. 范围 精神药品、贵重药品及自费药品。

2. 管理办法 专柜存放，专账登记。贵重药品要每日清点，精神药品应定期清点。

（三）三级管理

1. 范围 普通药品。

2. 管理办法 金额管理，季度盘点，以存定销。

· · · · · 学习小结 · · · · · ·

1. 医疗机构药事管理是指医疗机构"以患者为中心，以临床药学为基础"，对临床用药全过程进行有效的组织实施与管理，促进临床科学、合理用药的药学技术服务和相关的药品管理工作。
2. 应根据其规模设置药事管理组织和药学部门。

3. 执业医师应严格按照处方标准和限量的规定开具处方，药师应对处方书写的规范性及药物临床使用的适宜性进行审核，严格按照操作规程调剂处方，调剂时必须做到"四查十对"。

4. 我国医疗机构制剂实行许可证制度。

5. 医疗机构配制的制剂应当是本单位临床需要而市场上没有供应的品种，只能凭医师处方在本医疗机构使用，不得在市场上销售或变相销售。

6. 县及县以上人民政府、国有企业（含国有控股企业）等所属的非营利性医疗机构，必须全部参加药品集中采购。

7. 医疗机构药品的储存要按照药品属性和类别分库、分区、分垛存放，并采取有效措施保证药品质量。

● ···· 思考题 ··

1. 什么是处方？处方的书写和限量规定有哪些？

2. 调剂的流程是怎样的？什么是调剂的四查十对？

3. 医疗机构药品如何分类储存？易受光、温度、湿度影响的药品要采取哪些措施？

4. 什么是静脉用药集中调配？哪些药物适用于静脉用药集中调配？

实训四　处方审核与调配

【实训目的】

1. 通过模拟对处方的审核，识别不合理处方，培养学生审核处方的基本技能。

2. 能按照门诊处方的正确调剂流程，完成处方的调剂，并能正确发药和指导用药。

【实训用品】

西药处方40~60张，包括合理处方和不合理处方，铅笔，完整包装药品数盒。

【实训内容】

将学生分成数组，每组4人（组长1人），分别扮演审方人、调配人、核对发药人和患者，每组分配4~6张处方（内含2张不合理处方），按照门诊处方的调剂流程和"四查十对"进行练习，完成一次练习后互换角色，再按同样的方法进行训练。训练过程中教师予以指导。

【实训步骤】

1. 收方　审方人收取患者处方。

2. 审方　审方人认真逐项检查处方的前记、正文、后记书写是否清晰、完整，确认处方的合法性，并对处方用药适宜性进行审核。审查后为合理处方的在后记处用铅笔签名后交给调配人。如果是不合理处方用铅笔在不合理处做记号，放于别处。

3. 调配　调配人对审查合格的处方，进行药品的调配，在后记处用铅笔签名并将调配好的药品和处方交给核对与发药人。

4. 核对　核对人应复查处方、核对药品，确认无误后在后记处用铅笔签名，再进行发药和指导用药。

5. 发药和指导用药　发药时呼喊患者姓名，确认无误后把药品交给患者，按照药品说明书或者处方用法，进行用药交待与指导，包括每种药品的用法、用量、注意事项等。

6. 不合理处方的点评　完成上述练习后，对挑出来的不合理处方，小组进行讨论，正确判断该不合理处方属于不规范处方、用药不适宜处方还是超常处方。

【实训评价】

1. 学生评价　组长带领组员对此次练习进行汇报总结与评价，并回答其他组同学的提问。

2. 教师评价　任课教师根据组长的汇报陈述、答辩情况进行小组综合评分。

（吴　薇）

第十二章
医疗器械、保健食品和化妆品的管理

学习目标

知识目标

- 掌握　医疗器械、保健食品与化妆品的概念。
- 熟悉　医疗器械、保健食品与化妆品的监督管理规定。
- 了解　医疗器械使用目的、保健食品的特征。

技能目标

- 能区分常见的第一类、第二类、第三类医疗器械，能区分保健食品和药品的不同。

德育目标

- 树立"顾客至上"的意识，防患于未然，为人民的身体健康保驾护航。

情境导入

情境描述：

　　张女士参加某商品推介会，销售人员根据张女士病情推销了一款"药品"，声称含有某种中药成分，一定能治愈她困扰多年的疾病，张女士当即买下1个疗程的该"药品"。可张女士回家仔细研究包装发现，包装上写着保健食品字样。张女士立即向执法部门报告，执法人员以虚假宣传依法查处了该企业。

学前导语：

　　保健食品不是药品，不具备治病功效。保健食品虽对身体机能具有一定的调节作用，但不能替代药物治疗，所以消费者患病时必须及时就医，不能将保健食品当做药品服用，以免延误治疗，加重病情。

第一节　医疗器械管理

医疗器械是医药产品的重要组成部分，其质量安全直接关系到公众的生命健康。为了保证医疗器械的安全、有效，保障人体健康和生命安全，促进医疗器械产业发展，2020年国务院修订了《医疗器械监督管理条例》，于2021年6月1日起施行。

一、医疗器械的概念及分类

（一）医疗器械的概念

医疗器械是指直接或者间接用于人体的仪器、设备、器具、体外诊断试剂及校准物、材料以及其他类似或者相关的物品，包括所需要的计算机软件。

医疗器械对人体的效用主要通过物理等方式获得，不是通过药理学、免疫学或者代谢的方式获得，或者虽然有这些方式参与但是只起辅助作用。

（二）医疗器械的分类

评价医疗器械风险程度，应当考虑医疗器械的预期目的、结构特征、使用方法等因素。

医疗器械分类是医疗器械监管的重要基础，《医疗器械监督管理条例》规定，国家对医疗器械按照风险程度实行分类管理。

第一类是低风险程度，实行常规管理可以保证其安全、有效的医疗器械，主要包括普通手术器械、手动手术床、听诊器、负压罐、医用棉球、纱布绷带、创可贴等风险较低的医疗器械产品。

第二类是具有中度风险，需要严格控制管理以保证其安全、有效的医疗器械，主要包括血压计、避孕套、助听器、生化分析仪、血细胞分析仪、尿液分析仪等有一定风险的医疗器械产品。

第三类是具有较高风险，需要采取特别措施严格控制管理以保证其安全、有效的医疗器械，主要包括CT、核磁共振、人工心脏起搏器、血管支架、骨螺钉、钢板、注射器、输液器等风险较高的医疗器械产品。

评价医疗器械的风险程度，应当根据医疗器械的预期目的，通过结构特征、使用形式、使用状态、是否接触人体等因素综合判定。

> ② 课堂问答 ——————————————
> 医用纱布和隐形眼镜分别属于第几类医疗器械？

二、医疗器械的使用目的

医疗器械使用的目的是：①疾病的诊断、预防、监护、治疗或者缓解；②损伤的诊断、监护、治疗、缓解或者功能补偿；③生理结构或者生理过程的检验、替代、调节或者支持；④生命的支持或者维持；⑤妊娠控制；⑥通过对来自人体的样本进行检查，为医疗或者诊断目的提供信息。

三、医疗器械的监督管理

（一）医疗器械注册与备案管理

1. 备案管理　国家对第一类医疗器械实行产品备案管理。境内第一类医疗器械产品备案，由备案人向所在地设区的市级药品监督管理部门提交备案资料；进口第一类医疗器械产品备案，由备案人向国家药品监督管理部门提交备案资料。

2. 注册管理　国家对第二类、第三类医疗器械实行产品注册管理。境内第二类医疗器械由省、自治区、直辖市药品监督管理部门审查，批准后发给"医疗器械注册证"；境内第三类医疗器械和进口第二类、第三类医疗器械均由国家药品监督管理部门审查，批准后发给"医疗器械注册证"。

"医疗器械注册证"有效期5年，有效期届满需要延续注册的，应当在有效期届满6个月前向原注册部门提出延续注册的申请。

（二）医疗器械生产管理

1. 生产许可与备案管理　从事第一类医疗器械生产的，应当向所在地设区的市级药品监督管理部门备案，并提交相关证明材料；从事第二类、第三类医疗器械生产的，应当向所在地省、自治区、直辖市药品监督管理部门申请生产许可并提交有关资料。符合规定条件的，发给"医疗器械生产许可证"。

"医疗器械生产许可证"有效期为5年。有效期届满需要延续的，依照有关行政许可的法律规定办理延续手续。

2. 委托生产管理　医疗器械注册人、备案人可以自行生产医疗器械，也可以委托具备相应条件的企业生产医疗器械，但具有高风险的植入性医疗器械不得委托生产。医疗器械注册人、备案人应与受托生产企业签订委托协议，明确双方权利、义务和责任。

3. 生产质量管理　医疗器械生产企业当按照《医疗器械生产量管理规范》的要求，建立质量管理体系并保持有效运行；并按照经注册或者备案的产品技术要求组织生产保证出厂的医疗器械符合强制性标准以及经注册或者备案的产品技术要求。出厂的医疗器械应当经检验合格并附有合格证明文件。

（三）医疗器械经营管理

1. 分类管理　　按照医疗器械风险程度，医疗器械经营实行分类管理。

经营第一类医疗器械不需许可和备案，经营第二类医疗器械实行备案管理，经营第三类医疗器械实行许可管理。

从事第二类医疗器械经营，经营企业向所在地设区的市级药品监督管理部门备案，并提交相关证明材料；从事第三类医疗器械经营，经营企业向所在地设区的市级药品监督管理部门申请经营许可，并提交相关证明材料，符合规定条件，发给"医疗器械经营许可证"。

"医疗器械经营许可证"有效期为5年。有效期届满需要延续的，依照有关行政许可的法律规定办理延续手续。

2. 经营质量管理　　医疗器械经营企业应当从具备合法资质的医疗器械注册人、备案人、生产经营企业购进医疗器械。购进医疗器械时，应当查验供货者的资质和医疗器械的合格证明文件，建立进货查验记录制度。从事第二类、第三类医疗器械批发业务以及第三类医疗器械零售业务的经营企业，还应当建立销售记录制度。进货查验记录和销售记录应当真实、准确、完整和可追溯，并按照国务院药品监督管理部门规定的期限予以保存。国家鼓励采用先进技术手段进行记录。

（四）医疗器械的使用管理

1. 使用管理　　医疗器械使用单位应当有与在用医疗器械品种、数量相适应的贮存场所和条件，医疗器械使用人员应当按照产品说明书、技术操作规范等要求使用医疗器械。医疗器械使用还应做到以下几点：①一次性使用的医疗器械不得重复使用，对使用过的应当按照国家有关规定销毁并记录；②对使用期限长的大型医疗器械，应当逐台建立使用档案，记录保存期限不得少于医疗器械规定使用期限终止后5年；③医疗器械使用单位应妥善保存购入第三类医疗器械的原始资料，并确保信息具有可追溯性；④禁止进口过期、失效、被淘汰等已使用过的医疗器械。

2. 维护管理　　医疗器械使用单位应当建立医疗器械维护维修管理制度。对需要定期检查、检验、校准、保养、维护的医疗器械，应当按照产品说明书的要求进行检查、检验、校准、保养、维护并予以记录，及时进行分析、评估，确保医疗器械处于良好状态，保障使用质量。

3. 转让管理　　医疗器械使用单位之间转让在用医疗器械，转让方应当确保所转让的医疗器械安全、有效，不得转让过期、失效、淘汰以及检验不合格的医疗器械。

（五）医疗器械广告管理

国家市场监督管理总局负责组织指导医疗器械广告审查工作。

医疗器械广告的内容应当以药品监督管理部门批准的注册证书或者备案凭证、注册或者备案的产品说明书内容为准。医疗器械广告涉及医疗器械名称、适用范围、作用机理或者结构及组成等内容的，不得超出注册证书或者备案凭证、注册或者备案的产品说明书范围。

推荐给个人自用的医疗器械的广告，应当显著标明"请仔细阅读产品说明书或者在医务人员的指导下购买和使用"。医疗器械产品注册证书中有禁忌内容、注意事项的，广告应当显著标明"禁忌内容或者注意事项详见说明书"。

（六）医疗器械召回管理

为了加强医疗器械召回工作管理，国家制定《医疗器械召回管理办法》。

1. 召回管理　医疗器械生产企业是控制与消除产品缺陷的责任主体，应当主动对缺陷产品实施召回；医疗器械经营企业、使用单位应当积极协助医疗器械生产企业对缺陷产品进行调查、评估，主动配合生产企业履行召回义务；药品监督管理部门负责医疗器械召回的监督管理有关工作。

2. 召回分级　根据医疗器械缺陷的严重程度，医疗器械召回分为三个级别。

一级召回：使用该医疗器械可能或者已经引起严重健康危害的。

二级召回：使用该医疗器械可能或者已经引起暂时的或者可逆的健康危害的。

三级召回：使用该医疗器械引起危害的可能性较小但仍需要召回的。

3. 召回时限　医疗器械生产企业作出医疗器械召回决定的，一级召回应当在1日内，二级召回应当在3日内，三级召回应当在7日内，通知到有关医疗器械经营企业、使用单位或者告知使用者。

第二节　保健食品和化妆品管理

随着生活水平的提高，人民越来越开始注重生活质量，保健食品和化妆品行业发展迅猛。为了保障人民的生命健康，规范保健食品和化妆品行业行为，国家颁布了《中华人民共和国食品安全法》《保健食品注册与备案管理办法》《化妆品监督管理条例》等一系列法律法规。

一、保健食品的管理

（一）保健食品的概念和特征

1. 概念 保健食品是指声称具有特定保健功能或者以补充维生素、矿物质为目的的食品，即适宜于特定人群食用，具有调节机体功能，不以治疗疾病为目的，并且对人体不产生任何急性、亚急性或者慢性危害的食品。

2. 特征 ①对人体无毒、无害，且符合应有的营养要求；②功能明确、具体，且经过科学验证，但其功能不能取代人体正常的膳食摄入和对各类必需营养素的需要；③对特定人群具有一定的调节机体功能；④不以治疗疾病为目的，不能取代药物对患者的治疗作用。

（二）保健食品的监督管理

1. 注册与备案管理 保健食品注册是指药品监督管理部门根据注册申请人申请，依照法定程序、条件和要求，对申请注册的保健食品的安全性、保健功能和质量可控性等相关申请材料进行系统评价和审评，并决定是否准予其注册的审批过程。

保健食品备案是指保健食品生产企业依照法定程序、条件和要求，将表明产品安全性、保健功能和质量可控性的材料提交食品药品监督管理部门进行存档、公开、备查的过程。

使用保健食品原料目录以外原料的保健食品和首次进口的保健食品由国务院药品监督管理部门注册。首次进口的保健食品中属于补充维生素、矿物质等营养物质的，使用的原料已经列入保健食品原料目录的保健食品实行备案管理。

知识链接

保健食品注册号格式

国产保健食品注册号格式为：国食健注G+4位年代号+4位顺序号。

进口保健食品注册号格式为：国食健注J+4位年代号+4位顺序号。

国产保健食品备案号格式为：食健备G+4位年代号+2位省区域代码+6位顺序号。

进口保健食品备案号格式为：食健备J+4位年代号+00+6位顺序号。

---

2. 标签和说明书管理 保健食品的标签和说明书应当包括产品名称、原料、辅料、功效成分或者标志性成分及含量、适宜人群、不适宜人群、保健功能、食用量及食用方法、规格、贮藏方法、保质期、注意事项等内容。不得涉及疾病预防、治疗功

能，并声明"本品不能代替药物"。

保健食品的名称由商标名、通用名和属性名组成。名称不得含有下列内容：①虚假、夸大或者绝对化的词语；②明示或者暗示预防、治疗功能的词语；③庸俗或者带有封建迷信色彩的词语；④人体组织器官等词语；⑤除"®"之外的符号；⑥其他误导消费者的词语。

3. 广告管理　国家市场监督管理总局负责组织指导保健食品广告审查工作。

保健食品广告的内容应当以市场监督管理部门批准的注册证书或者备案凭证、注册或者备案的产品说明书内容为准，不得含有下列内容：①表示功效、安全性的断言或者保证；②涉及疾病预防、治疗功能；③声称或者暗示广告商品为保障健康所必需；④与药品、其他保健食品进行比较；⑤利用广告代言人作推荐、证明；⑥法律、行政法规规定禁止的其他内容。

保健食品广告应当显著标明"本品不能代替药物"，声明本品不能代替药物，并显著标明保健食品标志、适宜人群和不适宜人群。

二、化妆品的管理

为规范化妆品生产经营活动，加强化妆品监督管理，保证化妆品质量安全，保障消费者健康，促进化妆品产业健康发展制定。国务院公布了《化妆品监督管理条例》，自2021年1月1日起施行。同时为规范化妆品生产质量管理，根据《化妆品监督管理条例》《化妆品生产经营监督管理办法》等法规、规章，国家药品监督管理局组织制定了《化妆品生产质量管理规范》，自2022年7月1日起施行。国家鼓励和支持开展化妆品研究、创新，满足消费者需求，推进化妆品品牌建设，发挥品牌引领作用。国家保护单位和个人开展化妆品研究、创新的合法权益。国务院药品监督管理部门负责全国化妆品监督管理工作。国务院有关部门在各自职责范围内负责与化妆品有关的监督管理工作。

（一）化妆品的概念和分类

1. 概念　化妆品是指以涂擦、喷洒或者其他类似方法，施用于皮肤、毛发、指甲、口唇等人体表面，以清洁、保护、美化、修饰为目的的日用化学工业产品。

2. 分类　化妆品按照风险程度分为特殊化妆品和普通化妆品。用于染发、烫发、祛斑美白、防晒、防脱发的化妆品以及宣称新功效的化妆品为特殊化妆品。特殊化妆品以外的化妆品为普通化妆品。

（二）化妆品的监督管理

1. 注册与备案管理　在我国境内首次使用于生产化妆品的天然或者人工原料为化

妆品新原料，国家对特殊化妆品、风险程度较高的化妆品新原料实行注册管理；特殊化妆品注册证有效期为5年，有效期届满需要延续注册的，应当在有效期届满30个工作日前提出延续注册的申请。对普通化妆品、其他化妆品新原料实行备案管理。注册申请人、备案人在申请特殊化妆品注册或者进行普通化妆品备案时，应当对所提交资料的真实性、科学性负责。同时也要对化妆品的质量安全和功效宣称负责。

化妆品注册申请人、备案人应当具备下列条件：①是依法设立的企业或者其他组织；②有与申请注册、进行备案的产品相适应的质量管理体系；③有化妆品不良反应监测与评价能力。

🔗 **知识链接** ....

药妆简介

药妆又称医学护肤品，是指从医学的角度来解决皮肤美容问题，由医师配伍应用的化妆品。药妆起源于夏商时期，后在国外流行，在国外称"cosmeceutical"，即介于药品与化妆品之间的产品，相当于中国的功效性化妆品。

在中国，并没有药妆的界定，只在行业中运用此概念，可分为三派：①药物化妆品；②医学护肤品；③功效性化妆品如祛斑、祛痘产品类。随着护肤品市场的开放，国外药妆也随之进入国内市场，中国药妆行业如雨后春笋般萌发。

---

2. 化妆品的生产管理

（1）生产许可证制：对化妆品生产企业实行化妆品生产许可证制度。从事化妆品生产活动，应当向所在省、自治区、直辖市人民政府药品监督管理部门提出申请，提交规定条件的证明资料，并对资料的真实性负责。省、自治区、直辖市人民政府药品监督管理部门应当对申请资料进行审核，对申请人的生产场所进行现场核查，并自受理化妆品生产许可申请之日起30个工作日内作出决定。对符合规定条件的，准予许可并发给"化妆品生产许可证"；对不符合规定条件的，不予许可并书面说明理由。

"化妆品生产许可证"有效期为5年。有效期届满需要延续的，依照《中华人民共和国行政许可法》的规定办理。化妆品经营者不得自行配制化妆品。

（2）原辅料、包装材料要求：生产化妆品所需的原料、辅料以及直接接触化妆品的容器和包装材料必须符合国家卫生标准，不得使用超过使用期限、废弃、回收的化妆品或者化妆品原料生产化妆品。

（3）质量和检验要求：生产企业在化妆品投放市场前，必须对产品进行卫生质量检验，对质量合格的产品应当附有合格标记，未经检验或者不符合卫生标准的产品不得出厂。化妆品注册人、备案人、受托生产企业应当设质量安全负责人，承担相应的产品质量安全管理和产品放行职责。

化妆品注册人、备案人发现化妆品存在质量缺陷或者其他问题，可能危害人体健康的，应当立即停止生产，召回已经上市销售的化妆品，通知相关化妆品经营者和消费者停止经营、使用，并记录召回和通知情况。

（4）人员卫生要求：直接从事化妆品生产的人员，必须每年进行健康检查，取得健康证后方可从事化妆品的生产活动。凡患有手癣、指甲癣、手部湿疹、发生于手部的银屑病或者鳞屑、渗出性皮肤病以及患有痢疾、伤寒、病毒性肝炎、活动性肺结核等传染病的人员，不得直接从事化妆品生产活动。

（5）标签要求：化妆品的最小销售单元应当有标签，内容真实、完整、准确。化妆品标签应当标注下列内容。①产品名称、特殊化妆品注册证编号；②注册人、备案人、受托生产企业的名称、地址；③化妆品生产许可证编号；④产品执行的标准编号；⑤全成分；⑥净含量；⑦使用期限、使用方法以及必要的安全警示；⑧法律、行政法规和强制性国家标准规定应当标注的其他内容。

进口化妆品可以直接使用中文标签，也可以加贴中文标签；加贴中文标签的，中文标签内容应当与原标签内容一致。

化妆品标签禁止标注下列内容：①明示或者暗示具有医疗作用的内容；②虚假或者引人误解的内容；③违反社会公序良俗的内容；④法律、行政法规禁止标注的其他内容。

3. 化妆品批准文号管理　2008年机构改革以前，化妆品卫生监督为卫生行政部门的职责。2008年机构改革后，化妆品卫生监督为药品监督管理部门的职责。因此化妆品的批准文号目前存在卫生行政部门颁发和药品监督管理部门颁发两种形式，见表12-1。

表 12-1　化妆品批准文号

化妆品类别	药品监督管理部门颁发批准文号	卫生行政部门颁发批准文号
国产特殊用途化妆品	国妆特字G××××××××	卫妆特字（年份）第××××号
进口特殊用途化妆品	国妆特进字J××××××××	卫妆特进字（年份）第××××号
进口非特殊用途化妆品	国妆备进字J××××××××	卫妆备进字（年份）第××××号

注：×××××××× 为八位数字，前4位为批准年份，后4位为顺序号。

4. 化妆品广告管理　化妆品广告的内容应当真实、合法。

化妆品广告不得明示或者暗示产品具有医疗作用，不得含有虚假或者引人误解的内容，不得欺骗、误导消费者。

● · · · · 学习小结 · · · ·

1. 医疗器械是指直接或者间接用于人体的仪器、设备、器具、体外诊断试剂及校准物、材料以及其他类似或者相关的物品，包括所需要的计算机软件。国家对医疗器械按照风险程度实行分类管理。

2. 保健食品是指具有特定保健功能或者以补充维生素、矿物质为目的的食品。使用保健食品原料目录以外原料的保健食品和首次进口的保健食品由国务院药品监督管理部门注册。首次进口的保健食品中属于补充维生素、矿物质等营养物质的，使用的原料已经列入保健食品原料目录的保健食品实行备案管理。

3. 化妆品是指以涂擦、喷洒或者其他类似方法，施用于皮肤、毛发、指甲、口唇等人体表面，以清洁、保护、美化、修饰为目的的日用化学工业产品。国家对特殊化妆品、风险程度较高的化妆品新原料实行注册管理；对普通化妆品、其他化妆品新原料实行备案管理。

● · · · · 思考题 · · · ·

1. 什么是医疗器械？医疗器械的分类及依据是什么？
2. 简述医疗器械的备案和注册管理。
3. 什么是保健食品？需要进行注册管理的保健食品有哪些？
4. 什么是化妆品？进行注册和备案管理的化妆品分别是什么？

（曾伟川　吴　薇）

参考文献

1. 杨世民. 药事管理学. 6版. 北京：人民卫生出版社，2016.

2. 万仁甫. 药事管理与法规. 3版. 北京：人民卫生出版社，2019.

3. 陈新谦，金有豫，汤光. 陈新谦新编药物学. 18版. 北京：人民卫生出版社，2018.

4. 巩海涛，田洋. 药事法规概论. 3版. 北京：中国医药科技出版社，2020.

5. 李梅. 药事管理与法规. 北京：人民卫生出版社，2018.

6. 徐景和. 药事管理与法规. 8版. 北京：中国医药科技出版社，2021.

7. 王蕾. 药事法规. 北京：人民卫生出版社，2015.

药事法规课程标准

（供中等职业教育层次的药剂、制药技术应用、
药品营销、药品物流等专业用）

一、课程性质

药事法规是一门集法学、药学、管理学、经济学等学科相互渗透、相互融合的新的社会学科，是药剂专业的核心课程。为了保证药品的质量和用药安全有效，我国制定颁布了一系列有关药品的法律、法规、规章，并在实践过程中不断修改和完善。本课程以现行的《药品管理法》为核心，国家药品监督管理局颁布的相关行政法规、规章为主线，全面系统地介绍我国现行的药品生产，经营等方面法律法规，立足于中等职业教育的基础地位，坚持德技并修、育训结合，培养医药行业技术技能型人才。培养学生良好的职业道德，能自觉遵守医药行业的法规规范和企业规章制度，能正确履行岗位职责，初步具备综合运用法律知识分析解决实际问题的能力。

二、课程目标

（一）知识目标

1. 掌握我国药品生产、经营、流通、使用等环节的法律法规，重点掌握药品管理法、GMP、GSP的内容。

2. 熟悉我国药事与药事管理、药品与药品监督管理、药事组织管理、药品信息管理等内容。

3. 了解国内、国际药事法规的颁布情况及应承担的法律责任。

（二）技能目标

能正确运用药事法律法规分析解决在药品生产、经营、使用过程中的实际问题；有较强的口头和书面表达能力。

（三）德育目标

1. 具有明确的质量意识，良好的法制观念与社会责任感，自觉遵守医药行业的法律法规和企业规章制度。

2. 热爱药学事业，具有良好的药学职业道德，科学严谨的的工作态度，具有为大众健康服务的精神和安全用药的责任感。

3. 培养良好的团队合作能力。

三、教学时间分配

教学内容	学时		
	理论	实训	合计
第一章　绪论	2	1	
第二章　药事组织	2		
第三章　药学技术人员管理	2		
第四章　药品与药品监督管理	3		
第五章　特殊管理药品的管理	3		
第六章　药品信息管理	2		
第七章　中药管理	3		
第八章　药品注册管理	2		
第九章　药品生产管理	3	2	
第十章　药品经营管理	3	2	
第十一章　医疗机构药事管理	3	1	
第十二章　医疗器械、保健食品和化妆品的管理	2		
总计	30	6	36

四、教学内容及要求

单元	编写内容	教学要求	教学活动	学时	
				理论	实训
第一章 绪论	第一节　药事管理概述 一、药事 二、药事管理 第二节　药事法规概述	掌握	情景教学 案例教学 理论讲授 多媒体演示 讨论	2	
	一、药事法规的概念	掌握			
	二、药事管理与法规的发展与渊源	熟悉			
	三、药事法规的法律效力及其适用原则				
	四、法律责任				

单元	编写内容	教学要求	教学活动	学时 理论	学时 实训
第一章 绪论	五、《中华人民共和国药品管理法》简介				
	第三节 学习药事法规的目的、意义和方法	了解			
	一、学习药事法规的目的与意义				
	二、学习药事法规的方法				
	实训一 药事法规查询	学会	资料检索		1
第二章 药事组织	第一节 药事组织概述		情景教学	2	
	一、药事组织的概念	掌握	案例教学		
	二、药事组织的分类		理论讲授		
	第二节 药品监督管理组织	熟悉	多媒体演示		
	一、药品监督管理行政机构及职责		讨论		
	二、药品监督管理技术机构及职责				
	第三节 其他药事组织	了解			
	一、药学教育组织				
	二、药学科研组织				
	三、药品生产和经营组织				
	四、医疗机构药事组织				
	五、药学社团组织				
第三章 药学技术人员管理	第一节 药学技术人员		情景教学	2	
	一、药师的概念	掌握	案例教学		
	二、药师的分类	熟悉	理论讲授		
	三、不同行业药师职责		多媒体演示		
	第二节 执业药师		讨论		
	一、执业药师的概念	掌握			
	二、执业药师考试、注册和继续教育	熟悉			

单元	编写内容	教学要求	教学活动	学时 理论 实训
第三章 药学技术人员管理	三、执业药师的职责 第三节　药学职业道德 一、药学职业道德概述 二、药学职业道德规范	掌握		
第四章 药品与药品监督管理	第一节　药品 一、药品的概念 二、药品的分类 三、药品的特性 第二节　药品质量和药品标准 一、药品质量特性 二、药品标准 三、假药、劣药的界定 第三节　国家基本药物制度与医疗保险用药管理 一、国家基本药物制度概述 二、国家基本药物的遴选 三、国家基本医疗保险用药管理 第四节　处方药与非处方药的分类管理 一、处方药和非处方药分类管理的意义 二、处方药的管理 三、非处方药的管理 第五节　药品不良反应监测管理与召回 一、药品不良反应的概念和分类 二、药品不良反应监测报告制度 三、药品召回	掌握 熟悉 掌握 熟悉 掌握 熟悉 掌握 掌握 熟悉	情景教学 案例教学 理论讲授 多媒体演示 讨论	3

单元	编写内容	教学要求	教学活动	学时	
				理论	实训
第五章 特殊管 理药品 的管理	第一节　特殊管理药品概述		情景教学 案例教学 理论讲授 多媒体演示 讨论	3	
	一、特殊管理药品的概念及分类	掌握			
	二、滥用特殊管理药品的危害	了解			
	第二节　麻醉药品和精神药品的管理				
	一、麻醉药品和精神药品的概念与品种	掌握			
	二、麻醉药品和精神药品的种植、实验研究和生产管理				
	三、麻醉药品和精神药品的经营管理				
	四、麻醉药品和精神药品的使用管理				
	五、麻醉药品和精神药品的储存和运输管理				
	六、法律责任				
	第三节　医疗用毒性药品和放射性药品的管理				
	一、医疗用毒性药品的管理	熟悉			
	二、放射性药品的管理	了解			
	第四节　其他特殊管理药品的管理				
	一、兴奋剂的管理	了解			
	二、药品类易制毒化学品的管理	熟悉			
	三、生物制品的管理				

单元	编写内容	教学要求	教学活动	学时 理论	实训
第六章 药品信息管理	第一节 药品包装、标签和说明书管理		情景教学 案例教学 理论讲授 多媒体演示 讨论	2	
	一、药品包装、标签管理	掌握			
	二、药品说明书管理				
	第二节 药品广告管理				
	一、药品广告的概念及特性	熟悉			
	二、药品广告监督管理规定				
	三、法律责任	了解			
第七章 中药管理	第一节 中药管理概述		情景教学 案例教学 理论讲授 多媒体演示 讨论	3	
	一、中药的概念及其作用	掌握			
	二、中药现代化发展概述	了解			
	第二节 中药管理有关规定				
	一、中药材的管理规定	熟悉			
	二、中药饮片的管理规定	掌握			
	第三节 中药品种保护管理				
	一、《中药品种保护条例》的适用范围及管理部门	掌握			
	二、中药品种保护的范围和等级划分				
	三、申请中药品种保护的程序	熟悉			
	四、中药品种保护的措施				
	第四节 野生药材资源保护管理	熟悉			
	一、《野生药材资源保护管理条例》简介	掌握			
	二、野生药材物种的分级及其品种名录				
	三、野生药材资源保护管理的具体办法	熟悉			

单元	编写内容	教学要求	教学活动	学时 理论	实训
第八章 药品注册管理	第一节　药品注册管理概述		情景教学 案例教学 理论讲授 多媒体演示 讨论	2	
	一、药品注册的历史和意义				
	二、药品注册的相关概念	掌握			
	三、药品注册分类				
	四、药品注册管理机构	熟悉			
	第二节　药品注册的基本制度和要求				
	一、药品研制和注册的要求	熟悉			
	二、药品注册相关制度	掌握			
	第三节　药品上市注册				
	一、临床试验	熟悉			
	二、药品上市许可				
	三、关联审评审批				
	四、药品注册核查				
	五、药品注册检验				
	第四节　药品上市后变更和再注册				
	一、药品上市后研究和变更	了解			
	二、药品再注册				
	三、药品批准文号	掌握			

单元	编写内容	教学要求	教学活动	学时 理论	学时 实训
第九章 药品生产管理	第一节 药品生产与药品生产企业		情景教学 案例教学 理论讲授 多媒体演示 讨论	3	
	一、药品生产的概念和特点	掌握			
	二、开办药品生产企业的条件				
	三、药品生产企业资格的取得	熟悉			
	四、药品委托生产				
	第二节 药品生产质量管理规范	掌握			
	一、药品生产质量管理规范概述				
	二、药品生产质量管理规范的主要内容				
	第三节 法律责任				
	一、未取得"药品生产许可证"生产药品的法律责任	了解			
	二、生产、销售假药、劣药的法律责任				
	三、其他法律责任				
	实训二 药品生产企业GMP的考察	学会	技能实践		2
第十章 药品经营管理	第一节 药品经营与药品经营企业		情景教学 案例教学 理论讲授 多媒体演示 讨论	3	
	一、药品经营、药品经营企业的含义	掌握			
	二、开办药品经营企业的条件				
	三、药品经营企业资格的取得				
	第二节 药品经营质量管理规范	掌握			
	一、药品经营质量管理规范概述				
	二、药品经营质量管理规范的主要内容				

单元	编写内容	教学要求	教学活动	学时	
				理论	实训
第十章 药品经营管理	第三节 药品流通监督管理	熟悉			
	一、药品流通监督管理概述				
	二、《药品流通监督管理办法》相关规定				
	第四节 互联网药品信息和交易服务管理	熟悉			
	一、互联网药品信息服务的管理				
	二、互联网药品交易服务的管理				
	第五节 法律责任				
	一、未取得"药品经营许可证"销售药品的法律责任	了解			
	二、销售假药、劣药的法律责任				
	三、其他法律责任				
	实训三 药品经营企业GSP的考察	学会	技能实践		2
第十一章 医疗机构药事管理	第一节 医疗机构药事管理组织		情景教学	3	
	一、医疗机构药事管理概述	掌握	案例教学		
	二、医疗机构药事组织和药学部门	熟悉	理论讲授		
	第二节 医疗机构处方管理和调剂业务		多媒体演示		
	一、处方管理		讨论		
	二、调剂业务管理	掌握			
	三、静脉用药集中调配管理				
	第三节 医疗机构制剂管理				
	一、医疗机构制剂的概念和许可制	熟悉			
	二、医疗机构制剂注册管理				
	第四节 医疗机构药品管理				
	一、医疗机构药品采购管理	熟悉			
	二、医疗机构药品储存管理				
	三、医疗机构药品分级管理制度	了解			
	实训四 处方审核与调配	学会	技能实践		1

单元	编写内容	教学要求	教学活动	学时 理论	实训
第十二章 医疗器械、保健食品和化妆品的管理	第一节 医疗器械管理		情景教学 案例教学 理论讲授 多媒体演示 讨论	2	
	一、医疗器械的概念及分类	掌握			
	二、医疗器械的使用目的	了解			
	三、医疗器械的监督管理	熟悉			
	第二节 保健食品和化妆品管理				
	一、保健食品的管理	熟悉			
	二、化妆品的管理				
总计36学时				30	6

（备注：学时供参考，可根据具体情况进行调整。）

五、使用说明

（一）教学安排

本课程目标适用于中等职业教育层次的药剂、制药技术应用专业用，也可供药品营销、药品物流等专业使用，总学时数为36学时，其中理论教学30学时，实践教学6学时。学分为2学分。

（二）教学要求

1. 本课程的教学目标分为知识目标、技能目标和德育目标。知识目标分三个层次：掌握、熟悉和了解。掌握的内容为教学重点内容，要求学生能灵活运用这些内容解决实际问题；熟悉的内容要求学生能理解领会其基本原理，解释现象；了解的内容要求学生能明确知识要点。

2. 本课程"育训"结合，在有关章节中安排了实训内容，在教学过程中根据各校情况及课程进度可灵活安排。

（三）教学建议

1. 本课程教学可以采用启发式教学、案例式教学、项目式教学、现场教学等方法，运用集体讲解、师生互动、小组讨论、视频与图片展示、案例分析、观摩教学、资料检索等教学形式，并通过药事情景模拟使学生更好地理解与掌握理论知识，增强学生自主学习以及团结协作能力，为后续课程的学习奠定扎实基础。

2. 学生的知识水平和技能水平可通过平时考核与学期考查相结合的综合评价方法。平时考核包括考勤、提问、测验、作业及实践参与等，学期考查采取试卷考试。

3. 本课程的政策性、法规性较强，有些内容更新变化较快，但教材建设可能滞后，建议教学时及时更新有关药事法规的内容。

（吴　薇）

彩色插图

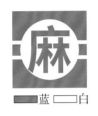
■蓝 □白

彩图1　麻醉药品

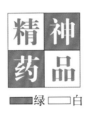
■绿 □白

彩图2　精神药品

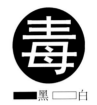
■黑 □白

彩图3　医疗用毒性药品

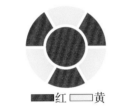
■红 □黄

彩图4　放射性药品

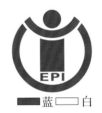
■蓝 □白

彩图5　免疫规划疫苗

彩图6　乙类非处方药

彩图7　甲类非处方药

彩图8　外用药